LA SALUD DEL CORAZÓN

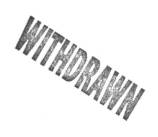

DR. JOSEP BRUGADA TERRADELLAS

LA SALUD
DEL CORAZÓN

RBA

CONTENIDO

14

LA ARRITMIA DEL ICTUS   148

15

ANGINA DE PECHO E INFARTO   155

16

¿QUÉ LES PUEDE PASAR A LAS VÁLVULAS CARDÍACAS?   163

CONTENIDO

INTRODUCCIÓN

El estudio del corazón es una asignatura muy compleja, por lo que muchos cardiólogos nos especializamos en un área determinada. En mi caso, escogí la electrofisiología cardíaca, que estudia los aspectos relacionados con el sistema eléctrico que permite al corazón contraerse y bombear. En mi consulta trato sobre todo problemas de arritmias. No hace mucho, tuve un paciente de 41 años que practicaba deporte con regularidad y cuyo corazón latía desacompasadamente. El procedimiento que le realicé no reviste mayores problemas, ya que lo he hecho cientos de veces. Más adelante lo veremos. Pude solucionarle el problema de manera ambulatoria y en apenas unos minutos. En cuanto acabé y cuando el paciente estaba a punto de salir de la consulta, me preguntó cuándo podía empezar a entrenar otra vez. «¿Qué tipo de entrenamiento?», le dije. Me contestó que quería prepararse para una carrera de cien kilómetros de recorrido que se celebraba en unos meses. Lo miré sorprendido y le recordé que el corazón le había dado un aviso; sería por alguna razón. Le aconsejé que se planteara si era conveniente someterlo a según qué esfuerzos.

Explico esta anécdota como ejemplo de una de las muchas razones por las que creo que este libro puede ser útil al lector. La cardiología es una de las dos grandes especialidades de la medicina en las que la participación del paciente es fundamental. La otra es la oncología. En toda especialidad existe una parte importante de prevención, pero en la cardiología es donde se hace más evidente. En temas de corazón hay un factor fundamental: nosotros, como pacientes, desarrollamos un papel tanto o más importante que el médico. Así de claro. Hay un montón de factores de riesgo evitables y que dependen de nosotros exclusivamente.

LOS FACTORES FIJOS Y LOS MODIFICABLES

En medicina decimos que hay una serie de factores que determinan el riesgo de padecer enfermedades. Algunos no dependen de nosotros, como los genéticos. La herencia es la que es y a cada uno le toca lo que le toca. Por ejemplo, la enfermedad congénita de un recién nacido es un factor de mala suerte. Un recién nacido no ha hecho nada malo y, probablemente, su padre o su madre tampoco para tener que asumir ese castigo. Es simplemente uno de esos factores que, hoy por hoy, no podemos controlar.

Otro factor de riesgo no modificable es la edad. Sabemos que con la edad las enfermedades cardíacas aumentan y no podemos hacer nada para evitarlo. Como tampoco podemos hacer nada respecto al factor de género. Así, los hombres tienen más riesgo de sufrir infartos y las mujeres poseen una variable hormonal que las protege.

Pero también hay factores que sí dependen totalmente de la persona. Son factores modificables, algunos a partir del tratamiento y otros gracias a la prevención. Los primeros son aquellos que podemos diagnosticar y que requieren una actuación concreta, que, si se sigue, evitará riesgos.

Son los tratamientos que se administran a pacientes con la presión arterial alta (hipertensión), problemas para metabolizar el azúcar (diabetes) o exceso de colesterol en sangre (hipercolesterolemia). Aunque es verdad que todas estas enfermedades tienen a su vez un factor no controlable por nosotros. Una persona puede tener hipercolesterolemia familiar, que no es provocada por una mala alimentación sino por una genética que hace que su colesterol sea alto. Pero ¿puedes hacer algo al respecto? Claro que sí. Puedes evitar sumar a ese colesterol que ya estás fabricando en grandes cantidades más colesterol extra con una dieta poco equilibrada. Asimismo, si eres diabético, no eres culpable de padecer la enfermedad, pero sabes que, si no sigues unos hábitos alimenticios correctos, se descontrolará el nivel de azúcar en sangre y tendrás más riesgos para tu salud. Lo mismo pasa con la hipertensión. Si haces un poco de ejercicio físico, te cuidas y controlas el consumo de sal, sabemos que como mínimo vas a evitar que empeore tu situación. Tu hipertensión no se curará, pero tampoco aumentará. Es más, probablemente no necesitarás tanta medicación y te encontrarás mejor. Por tanto, el tratamiento de todas esas enfermedades es el resultado de una combinación de elementos.

Por otro lado, existen unos factores que son puramente responsabilidad de la persona. Tú decides si fumas o no. Si no fumo, tengo un riesgo medio de padecer una enfermedad cardiovascular; si fumo, estoy multiplicando ese riesgo por dos, por cuatro o por cinco, aunque dependerá de la cantidad y del tipo de tabaco consumido y también de otros factores propios de cada persona. No todas las personas que fuman un paquete de cigarrillos diario tienen exactamente el mismo riesgo. Esa es una de las excusas a las que se agarran los tabaquistas para defender su causa: «Mirad a Santiago Carrillo, que vivió hasta los noventa y cinco años y al final de su vida aún fumaba». No les vamos a quitar la razón. Es obvio que debía de tener una genética particular o algún otro factor personal que desconocemos que hacía que, efectivamente, el tabaquismo no le afectara en su longevidad. Pero la realidad estadística es que el tabaquismo es el factor individual evitable en la sociedad que más mata. Si erradicáramos el tabaco, la tasa de mortalidad actual descendería en un 10% o un 15%. Así de simple. Y no sería solo por una reducción de la incidencia de los casos de infarto entre la población, sino también por la disminución de diagnósticos de cáncer y de EPOC (enfermedad pulmonar obstructiva crónica) y de otras enfermedades directamente afectadas por el tabaco.

Un último factor es si hago ejercicio o no. Yo asumo si quiero dedicar un poco de tiempo, apenas media hora o tres cuartos de hora diarios a caminar, a mantenerme en forma y a reducir el sedentarismo. Sobre esta cuestión quizá haya que apuntar también el hecho de que estamos llegando a un extremo en el que un factor positivo se está convirtiendo en un perjuicio. En este sentido, el ejemplo que ponía al principio es significativo. Actualmente asistimos a una especie de locura por los maratones o los medio maratones, que no están pensados para todo el mundo. Por esa razón, es necesario explicar a la gente que para disfrutar de una vida saludable hay que practicar ejercicio de forma moderada, sin estresarse, seguir una dieta sana y relacionarse con los demás.

ES UNA CUESTIÓN DE VOLUNTAD

Lo triste es que la mayoría de las veces no es el desconocimiento el que hace que no se tomen estas decisiones personales, sino la falta de voluntad. Una parte significativa de la población se niega a hacer aquello que las autoridades sanitarias le recomiendan. Por eso creo que, probablemente, tenemos que cambiar de estrategia. Hay que dejar de hablar de prohibir y de utilizar conceptos negativos, dar la vuelta al discurso y plantearlo de forma positiva. Es decir, se trata de hacer salud. De este modo no diremos «evita la enfermedad», porque contra ese argumento siempre existe la justificación de que no todas las personas van a caer enfermas.

Por ejemplo, no hablemos de dejar el tabaco para evitar algo, hablemos de dejarlo para ganar calidad de vida; cansarse menos, encontrarse mejor. Hay que buscar ese cambio de mensaje, porque el que tenemos ahora solo funciona con los muy convencidos y deja a una parte importante de la población de espaldas a la realidad estadística. A estas alturas aún llegan a mi consulta pacientes que me preguntan si fumar es malo. En realidad, no me extraña; tiene un sentido. Lo que buscan esos pacientes es que algún especialista les relativice el riesgo, que les diga «bueno, tampoco pasa nada» y les ratifique en su convicción, porque lo único que quieren es seguir fumando.

SIEMPRE EN POSITIVO

Por tanto, hay que vender la salud de forma positiva. No comparto esa creencia trasnochada de que los curas y los médicos siempre están prohibiendo. En mi caso, busco convencer y no prohibir. Como señala el dicho: «Si piensas que la salud es cara, prueba la enfermedad y te vas a enterar». Y ese es el espíritu que quiero transmitir en las siguientes páginas. El corazón es el motor de todo nuestro cuerpo. Si el corazón se para, se detiene el flujo de la sangre y, con ella, el del oxígeno a todos los órganos de nuestro cuerpo, por lo que la persona fallece en pocos minutos. Por esa razón, es fundamental conocer y valorar nuestro corazón. Saber de su importancia, cómo tratarlo para que siga funcionando sin problemas muchos años. A lo largo de este libro también hablaremos de enfermedades, para saber cómo afrontarlas y reducir los riesgos para nuestra salud; y de esperanza, de todos los avances que han permitido tratar tantísimos problemas hasta hace poco incurables.

Espero que este libro te ayude a entender mejor qué pasa cuando tienes arritmias, un dolor en el pecho u otros síntomas y sepas valorarlos. Con su lectura aprenderás a reconocer desajustes naturales del pulso cardíaco sin mayor importancia y lo que podrían ser señales serias de alarma que exigen la atención urgente de un especialista para que realice las pruebas exploratorias pertinentes. En suma, espero que este libro sea una lección didáctica, como la que me gustaría que se impartiera en las escuelas y que los niños vieran ejemplificada en casa. Si fuera así, ganaríamos calidad de vida para todas las generaciones presentes y futuras.

1

UN POCO DE HISTORIA

El interés por los problemas del corazón existe, como es lógico, desde el principio de los tiempos. El hombre de las cavernas ya debía de ser consciente de que cuando el corazón se para la persona muere. Como especialidad, la cardiología empezó a estudiarse durante la Antigüedad, y ya los griegos dejaron algunos escritos donde se planteaba que el corazón era el órgano central del cuerpo. Hipócrates y Aristóteles, al inicio del siglo IV a. C., fueron de los primeros en profundizar en su morfología.

A lo largo de los siglos se fueron haciendo avances que permitieron una mejor comprensión de los mecanismos por los que la sangre fluye a través del cuerpo humano. Pero hasta el siglo XIX y principios del XX no se producirán avances importantes en el análisis fisiológico y anatómico del corazón. Paralelamente, se crean instrumentos que luego serán fundamentales para la especialidad. Por ejemplo, en 1816, el francés René Laënnec, un médico muy pudoroso al que le incomodaba acercar el oído al pecho femenino, inventó el estetoscopio para auscultar a una joven paciente. En 1895, el ingeniero alemán Wilhelm Röntgen descubrió los rayos X y abrió un nuevo y amplio horizonte de investigación. O, por citar uno más, en 1901 el médico holandés Willem Einthoven estableció los principios del electrocardiograma.

Durante toda la historia los principales problemas cardio-vasculares han sido, por un lado, las enfermedades congénitas y, por otro, las infecciones. Las primeras están causadas por la mala formación de la estructura del corazón y vienen, por tanto, de origen (el feto ya las tiene). El corazón no se ha desarrollado adecuadamente, lo que puede suponer un gran abanico de problemas: desde una micropatología sin mayores consecuencias, que muchas veces pasa desapercibida, hasta enfermedades gravísimas que, en el caso de que el niño nazca con una de estas, pueden implicar muchas intervenciones quirúrgicas y una supervivencia baja. Por otro lado, las infecciones hacen referencia a las complicaciones de enfermedades aparentemente benignas, como una amigdalitis, que en el pasado no se trataban porque no se tenían los antibióticos adecuados y acababan provocando la destrucción de las válvulas cardíacas.

Pero cuando la cardiología hace un verdadero salto adelante es con el advenimiento de la sociedad de consumo masivo, durante los últimos setenta u ochenta años. Las enfermedades del corazón se convierten progresivamente en la principal causa de muerte en el mundo desarrollado y, al mismo tiempo, en uno de los temas de estudio fundamentales. Es entonces también cuando se hace patente la gran brecha, que persiste hoy en día, entre el desarrollo de la cardiología en los países ricos y en los países pobres.

LA BRECHA ENTRE RICOS Y POBRES

Los problemas cardíacos con mayor incidencia en los países pobres siguen siendo, básicamente, los que están relacionados con las infecciones. Estas provocan varias tipologías de problemas que afectan a las válvulas cardíacas. Las anginas, la amigdalitis o los estreptococos, que en los países desarrollados nos pueden parecer hoy problemas menores, en los pacientes de los países pobres se acaban instalando en las válvulas cardíacas y las destruyen. Esa es la gran patología infecciosa de los países pobres. Nos puede parecer algo tercermundista; sin embargo, no es hasta mediados del siglo XX cuando en España se empieza a poner fin a esta problemática, coincidiendo precisamente con la fase de desarrollismo que vivió entonces el país. Hacia finales de la década de 1970 y durante los primeros años de la década de 1980, cuando España ya se ha integrado plenamente en el bloque de países desarrollados, estas patologías de las válvulas desaparecen prácticamente. En los países donde ese desarrollo aún no ha llegado o está en una fase muy incipiente, las enfermedades que afectan a las válvulas siguen siendo un problema mayor. El otro gran problema, como señalábamos al principio, hace referencia a la gran cantidad de enfermedades congénitas que no se detectan al nacer y que después causan numerosos problemas.

Los países ricos han dejado atrás esta fase, incluyendo España. Por un lado, se han empezado a tratar a todos los niños que pudieran tener problemas cardíacos desde muy pequeños, antes de que estos provocaran otras complicaciones o que, directamente, pudieran convertirse en una causa de muerte infantil. Por otro lado, desde finales de los años ochenta o principios de los noventa se ha extendido a toda la población el estudio prenatal del corazón con ecografías de alta definición, que permiten visualizar y detectar las cardiopatías congénitas en estadios muy precoces del embarazo, pudiéndose tomar, de acuerdo con los padres, las medidas mas adecuadas en cada situación.

LA ENFERMEDAD DE LA ABUNDANCIA

No obstante, en esta sociedad de la riqueza, en la que hemos conseguido evitar las infecciones y hemos controlado y buscado soluciones a los problemas congénitos graves, ha surgido el problema de la abundancia, que se llama arterioesclerosis. Como sabemos, esta enfermedad es la obturación de cualquier arteria del cuerpo. Comemos más de lo que necesitamos y no siempre nos nutrimos de los alimentos de origen natural más indispensables. Además, vivimos estresados, fumamos, hacemos poco ejercicio... Seguimos todos los factores de riesgo que se asocian con la arterioesclerosis y, por tanto, se diagnostican más casos, del mismo modo que hay más pacientes con hipertensión o diabetes. Y así como tenemos más arterioesclerosis tenemos más casos de lo que llamamos patología isquémica. A continuación explicaremos qué queremos decir con todo esto, que puede resumirse en una consecuencia más clara: hoy el infarto de miocardio se ha convertido en la primera causa de muerte en el mundo occidental.

Vamos a detallar estos conceptos, porque aparecerán con frecuencia a lo largo del libro. La arteriopatía isquémica es el nombre que damos a los problemas causados por la arterioesclerosis. *Isquemia* quiere decir 'interrupción de la llegada de la sangre a un órgano'. La arterioesclerosis se manifiesta básicamente de tres formas, dependiendo del órgano al que no le llega la sangre. Si afecta a las arterias coronarias, las del corazón, se llama cardiopatía isquémica; si afecta a las cerebrales, ictus (embolia o isquemia cerebral), y si afecta a las periféricas, las que recorren el cuerpo hasta brazos y piernas, arteriopatía periférica. Las más graves, lógicamente, son el ictus y la cardiopatía isquémica. La arteriopatía periférica puede provocar problemas para caminar, por ejemplo, pero no supone un riesgo de muerte como sí pasa con las otras dos. La incidencia de la cardiopatía isquémica es un poco inferior en las mujeres que en los hombres y, por contra, la primera causa de muerte en las mujeres es el ictus. Pero eso es porque entre las mujeres se dan menos casos de enfermedades de corazón, no porque entre los hombres se produzcan menos diagnósticos de ictus.

¿POR QUÉ HA COBRADO TANTA IMPORTANCIA LA CARDIOLOGÍA?

La cardiología ha avanzado notablemente en muy pocos años. La explicación de tal desarrollo es que ha habido mucho dinero de por medio. Los países donde ha crecido el estudio de estas enfermedades son aquellos que tienen posibilidad de pagar los tratamientos. Los laboratorios, la industria farmacéutica y las empresas fabricantes de aparatos médicos invierten mucho dinero en buscar soluciones a todos los problemas cardíacos. Y lo hacen porque la sociedad puede pagar sus descubrimientos. Por esa misma razón, la industria no invierte en la investigación de la vacuna de la malaria, pese a la grave incidencia de esta enfermedad en los países subdesarrollados, ya que este estudio cuesta una fortuna que nadie va a pagar. Por ello, toda la investigación que se realiza sobre la malaria es financiada por organismos públicos, como la ONU o la OMS, o por organizaciones altruistas y otros proyectos de desarrollo del tercer mundo. Las empresas privadas no invierten en algo que no les reporta beneficios, ya que saben que cuando obtengan la vacuna la van a tener que regalar. Nadie entendería que se descubriera la vacuna y no se utilizara a la espera de que las personas necesitadas tengan la capacidad económica de pagarla. Por tanto, se desentienden de esta investigación. Este mundo funciona así.

En lo que respecta a los temas relacionados con la cardiología y la oncología, que son los dos grandes problemas médicos de los países desarrollados —porque vivimos muchos años y tenemos más riesgos de sufrir problemas del corazón o de padecer un cáncer—, pasa todo lo contrario. Hay mucha gente dispuesta a gastar dinero en salud y las empresas privadas destinan todos sus esfuerzos en innovar e investigar, porque también hay mucho dinero que ganar. Esta circunstancia explica el gran salto que ha dado la cardiología en los últimos tiempos, que la ha convertido en la especialidad más sofisticada que existe en la actualidad desde un punto de vista tecnológico. Contamos con aparatos para todos los posibles problemas y cada día aparecen nuevos avances: catéteres, tubos, sistemas para cambiar una válvula o para poner un *stent*. Gracias al estudio realizado por una gran cantidad de investigadores, tenemos, por tanto, un sinfín de soluciones, que explicaremos en las siguientes páginas y que han dado esperanzas ante afecciones cuya curación parecía impensable hace unos pocos años.

¿TIENE SENTIDO SALVAR SOLO EL CORAZÓN?

Se ha avanzado tanto que nos encontramos incluso con otro problema que cada vez va a hacerse más significativo. Estamos curando tanto y tan bien los problemas de corazón en la vejez que las personas llegan a esta última etapa de su vida perfectamente del motor y no así del otro elemento importante del cuerpo humano: el cerebro. La investigación sobre las enfermedades relacionadas con el envejecimiento neuronal no ha conseguido aún progresos tan positivos. El resultado es que tenemos cada vez más pacientes que pierden la capacidad cognitiva y no se mueren porque hemos logrado mantener el motor, su corazón, en buenas condiciones. Antes, como había muchos más casos de fallos cardíacos, los de envejecimiento neuronal no eran tan numerosos. Hoy el envejecimiento de la población hace que se disparen los casos de personas discapacitadas por culpa del alzhéimer o de la demencia senil, mientras su corazón aún resiste.

A la larga, será un problema social muy grave. Los centros de salud se están llenando de personas totalmente dependientes, sin autonomía, con una capacidad cardíaca que les permitirá vivir muchos más años, porque les hemos hecho una «puesta a punto» del corazón para que este pueda seguir latiendo más tiempo. Por eso, desde los organismos de atención a la salud se está planteando la conveniencia de aumentar los fondos de investigación para tratar las enfermedades neurológicas e igualar su progreso al de la medicina cardiovascular. Pero ese no es un tema que atañe únicamente a los políticos y a los organismos públicos; hay que conseguir, sobre todo, que la empresa privada, que es la que más esfuerzo destina a la investigación y al desarrollo, asuma plenamente este reto.

UNA ENFERMEDAD QUE HA DEJADO DE SER DE HOMBRES

La incidencia de la enfermedad cardiovascular a lo largo de estas últimas décadas ha ido variando. Hace cuarenta años era muy raro tener en la consulta a una mujer con un infarto de miocardio. Decíamos que, probablemente, el ciclo menstrual y las hormonas ejercían un papel protector, y que solo cuando la mujer llegaba a la menopausia este posible beneficio se veía reducido. El infarto era un problema de hombres. Esto es verdad, y cuando yo empecé a ejercer la medicina había un amplio consenso al respecto. Sin embargo, el aumento de los factores de riesgo en la mujer que hemos visto en estos cuarenta años, sobre todo el tabaquismo, la hipertensión y la obesidad, han provocado un importante aumento de los infartos en este grupo de población. De hecho, ahora mismo se considera que la incidencia de los infartos en hombres y mujeres es prácticamente la misma. La diferencia es que en ellas la aparición de los infartos se retrasa entre cinco y diez años con respecto al hombre.

Todo esto puede seguir cambiando, ya que estamos hablando de estadísticas a largo plazo. Hay que tener en cuenta que entre las mujeres los factores de riesgo no disminuyen, sino todo lo contrario, por lo que puede que en las próximas décadas asistamos a la total equiparación de los casos de infarto. De momento, sin embargo, la principal causa de muerte femenina es el ictus.

Asimismo, esta historiología médica según la cual la mujer no suele tener infartos ha jugado en su contra a lo largo de los años: cuando se presentaba una paciente con un cuadro que podría relacionarse con un infarto, los médicos tendían a descartarlo porque no consideraban que esa fuera la primera opción. Buscaban otras posibles causas, con lo cual el tratamiento se retrasaba porque se consideraba menos urgente. Por tanto, como el tiempo es fundamental en el tratamiento de los problemas del corazón, este hecho hacía que la cardiopatía isquémica en las mujeres, cuando finalmente era diagnosticada, acabara siendo más grave. Actualmente estas percepciones van cambiando poco a poco, pero no del todo. Todavía hoy, si una mujer llega con un dolor en el pecho, es probable que el médico le reste importancia.

Los cardiólogos estamos haciendo campañas de formación para cambiar esta tendencia. En ellas explicamos que los síntomas de un infarto, en el caso de las mujeres, pueden ser un poco distintos y algo engañosos. No obstante, hay que pensar en la posibilidad de una cardiopatía isquémica, porque el objetivo es destapar una arteria obstruida. El infarto es la falta de riego al corazón por una arteria obstruida y, si esta no se desobstruye en las primeras horas, el daño será irreversible. Por eso existe el código infarto, un protocolo que se aplica en toda Europa para que, al detectar un caso, se actúe con la máxima celeridad. Se hacen todas las pruebas de confirmación rápidamente, incluso un cateterismo para destapar cuanto antes la arteria. Siempre que se actúe en las dos horas posteriores al dolor, se evitará probablemente un daño real en el corazón. Si se tarda más, una zona quedará afectada. Por eso, insistimos en que se dejen de tener dudas diagnósticas en los casos de las mujeres y en que se empiecen a aplicar los mismos criterios que en los pacientes de sexo masculino. Si un hombre llega con un dolor en el pecho por haber subido una escalera, lo primero que se hace es aplicar el código infarto para que los especialistas le den prioridad y verifiquen si ha tenido un infarto. Pues bien, tenemos que intentar que este protocolo se aplique también a los síntomas más difusos de las mujeres.

2

CÓMO FUNCIONA EL CORAZÓN

La descripción del corazón es muy simple: se trata de una bomba que distribuye la sangre por todo el cuerpo y permite alimentar todas las células del organismo. Para funcionar, estas células necesitan una gasolina llamada oxígeno y, para que este pueda llegar a todas partes, es imprescindible un sistema conductor, es decir, la sangre. Por tanto, lo que hace el corazón es bombear la sangre para que circule por todas las células. Como cualquier bomba, el corazón está formado por varios elementos, de los cuales tres son los principales.

UN MÚSCULO QUE NO DESCANSA

El primer elemento es la bomba en sí. Está formada por un músculo hueco, aproximadamente del tamaño de nuestro puño, que es absolutamente perfecto. Este músculo funciona 24 horas al día, 365 días al año, durante décadas y décadas. No descansa nunca ni puede descansar porque, si dejara de bombear, nos moriríamos. Por tanto, este músculo tiene que ser muy potente, el más potente, porque no se puede estropear. Si falla el músculo, falla la bomba. Además, es un músculo muy especial, llamado miocardio, con dos propiedades únicas que veremos más adelante: la automaticidad y la conductividad. Hay músculos que ejercen un tipo de fuerza estática, como los del cuello, y sirven sobre todo para sujetar el peso de la cabeza. En su caso, el músculo del corazón, el miocardio, está muy interconectado y muy secuenciado, ya que debe iniciar su movimiento de manera muy acompasada y no nos vale que cada parte se active por su lado porque el trabajo es coordinado.

Partes del corazón humano

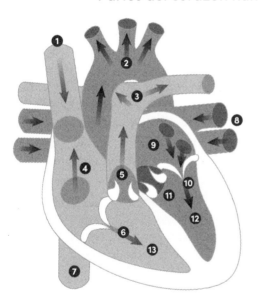

1. Vena cava superior
2. Aorta
3. Arteria pulmonar
4. Aurícula derecha
5. Válvula pulmonar
6. Válvula tricúspide
7. Vena cava inferior
8. Vena pulmonar
9. Aurícula izquierda
10. Válvula mitral
11. Válvula aórtica
12. Ventrículo izquierdo
13. Ventrículo derecho

Como muestra la ilustración anterior, el corazón se subdivide en cuatro compartimentos: dos aurículas, situadas en la parte superior del órgano, y dos ventrículos. Son como estancias. Hay un muro que separa la aurícula y el ventrículo de la derecha del de la izquierda. Conviene en este punto explicar lo que es el sistema de riego sanguíneo para entender mejor cómo funciona el corazón.

Tenemos un circuito cerrado, una red de tubos de distinto tamaño por los que circula la sangre para que llegue hasta el último rincón de nuestro organismo. Unos son anchos, los que entran y salen del corazón hacia el resto del cuerpo; otros, a medida que se subdividen, llegan a ser tan minúsculos como un pelo, por eso se les denomina capilares. La sangre que sale del corazón va por unos conductos que llamamos arterias, mientras que la que regresa al corazón va por unos conductos llamados venas.

A su vez, hay dos circuitos diferentes. La sangre *mala*, que ha consumido el oxígeno y regresa de las células al corazón, pasa a la aurícula derecha, que la impulsa al ventrículo derecho. De allí sale expelida hacia los pulmones. Entonces se oxigena y, ya enriquecida de nuevo, sigue su camino, llega a la aurícula izquierda, pasa al ventrículo izquierdo y este la expulsa con fuerza hacia el resto del cuerpo.

Para que la sangre circule en la dirección adecuada, se necesitan además unas compuertas que abran el paso exclusivamente en un sentido. Por eso el corazón también tiene unas válvulas que se abren y se cierran. Son cuatro: dos que conectan cada aurícula con su ventrículo y otras dos que abren el paso de los ventrículos hacia las arterias: la arteria pulmonar (que va a los pulmones) y la aorta (que distribuye la sangre por el cuerpo). Es un mero mecanismo automático, que resulta muy útil para que la sangre siga su camino y no se vaya hacia atrás.

ARTERIAS CORONARIAS: LOS VASOS QUE OXIGENAN EL CORAZÓN

Como cualquier motor, el corazón necesita energía para funcionar, que no es otra que la misma gasolina que proporcionamos al resto del cuerpo: el oxígeno. Este es imprescindible para que todo el proceso de bombeo se produzca de manera efectiva. El oxígeno de la sangre llega al corazón a través de las llamadas arterias coronarias. Estas arterias específicas del corazón son el segundo elemento importante.

Las arterias coronarias son unos ramales cortos que se originan en la arteria madre, llamada aorta. De esta salen ramas que van al cerebro, a los brazos, a la barriga, a las piernas, etc. Dos de estos primeros ramales son la arteria coronaria derecha y la arteria coronaria izquierda, que suministran sangre oxigenada directa y exclusivamente al corazón, por lo que son imprescindibles. Como el corazón está funcionando siempre y ha de recibir mucho oxígeno, es fundamental que las arterias se mantengan siempre limpias, ya que han de poder abastecer a ese músculo de forma suficiente y constante. Es un planteamiento distinto al de cualquier otro músculo del cuerpo, como, por ejemplo, los bíceps de los brazos. Los bíceps también son músculos fuertes a los que, en ocasiones, podemos exigir un gran trabajo. Sin embargo, en otros momentos van a estar inertes, tranquilos, y no tendrán la misma necesidad de oxígeno, apenas del suficiente para que las células sigan vivas. Con el corazón no tenemos ese planteamiento, ya que este trabajará más o menos rápido, pero siempre requerirá de una fuerte dosis de oxígeno para bombear sangre a todo el cuerpo. Por tanto, norma número uno: las arterias coronarias han de estar lo más limpias posible.

NUESTRO PEQUEÑO GENERADOR ELÉCTRICO

El tercer elemento de este mecanismo, el sistema eléctrico, es el que regula la velocidad a la que debe funcionar la bomba. Puede parecer extraño que nuestro cuerpo tenga un pequeño generador de electricidad que manda descargas, pero así es.

Ese generador está conectado, a su vez, con nuestro organismo para saber en todo momento qué cantidad de energía se requiere. No necesito la misma energía a mediodía, a pleno rendimiento, que a las cuatro de la madrugada, cuando estoy durmiendo y todos mis músculos, excepto el corazón, están en reposo. En esos momentos, una frecuencia baja de bombeo es suficiente para vivir. Si estoy haciendo deporte —por ejemplo, subiendo en bicicleta una cuesta— necesito que mi corazón se ponga a 180 pulsaciones por minuto, ya que le estoy exigiendo un gran esfuerzo a mis músculos y, por tanto, necesitan más oxígeno. ¿Cómo lo conseguimos? Pues abriendo mucho los vasos sanguíneos para que pase cuanta más sangre mejor y bombeando mucho el corazón. Para ello, el corazón ha de ir más fuerte y más rápido. Cuanto más fuerte y más rápido vaya, más sangre y más oxígeno se enviará.

Este sistema eléctrico funciona por capas. En la parte superior tiene un marcapasos natural, el nódulo sinusal, que es una estructura formada por células especiales de neuronas y músculos. Estas células especiales, llamadas células marcapaso, producen electricidad, como si fueran un pequeño generador, gracias a una propiedad natural que tenemos todos que se denomina automatismo. Esta electricidad se transmite desde el nódulo sinusal por las aurículas hasta el al nódulo auriculoventricular, que es la siguiente estación y que también es capaz de crear y transmitir electricidad. Desde allí el impulso eléctrico se distribuye a los ventrículos y provoca su contracción.

El resto de las células del corazón no tienen la propiedad de generar electricidad por sí mismas, de modo que únicamente se disparan cuando reciben el impulso eléctrico. En cambio, las células del nódulo sinusal, sí. Este sistema eléctrico funciona automáticamente, ya que no podemos decidir cuándo debe latir el corazón. Sin embargo, no es del todo independiente. El sistema nervioso vegetativo (que no es el consciente, sino el que transmite información a las vísceras o al iris del ojo para que se abra o cierre dependiendo de la luz) está conectado también con el sistema eléctrico. Por eso, las emociones que experimentamos, desde el amor hasta el odio, pueden mandar señales para que nuestro corazón lata más rápido. Cuando nuestros músculos se ejercitan y necesitan más oxígeno, también el sistema nervioso vegetativo le envía señales para que aumente los latidos.

EL CORAZÓN SE «EXPRIME» 70 VECES POR MINUTO

El corazón se contrae y bombea la sangre de manera muy diferente a como nos lo podemos imaginar y a como suele representarse en los dibujos. Las paredes de un lado y de otro no se contraen y se juntan como si fuera una prensa. El movimiento del corazón se parece más bien al que haríamos para escurrir una toalla. El corazón se enrolla sobre sí mismo en un giro helicoidal, y de esta manera empuja la sangre hacia arriba; es decir, la «exprime» y la impulsa. El médico valenciano Francisco Torrent Guasp descubrió este movimiento allá por los años setenta. Como suele suceder, al trabajar lejos de los grandes centros de investigación, tardaron algún tiempo en prestar atención a sus investigaciones, aunque hoy, ya fallecido, está considerado como uno de los grandes cardiólogos del siglo xx.

Si nos paramos a pensar un momento en el trabajo ingente que hace nuestro corazón, nos quedaremos asombrados de lo perfecta que es su maquinaria, pues, proporcionalmente a su trabajo, la tasa de averías es pequeña. El corazón de un adulto late un promedio de 70 veces por minuto y en cada latido bombea unos 70 mililitros de sangre (el equivalente a una taza de café), lo que suma casi 5 litros de sangre por minuto, 300 litros por hora y 7.200 litros al día. Y latiendo más de cien mil veces en 24 horas, sin parar ni un segundo. ¿Te atreves a imaginar lo que eso supone al año? Pues casi 40 millones de latidos y cerca de dos millones y medio de litros o, para que nos hagamos una idea de la proporción, el equivalente a llenar más de una piscina olímpica. Cuenta los años que llevas vividos y suma piscinas. Realmente es digno de admiración.

PUEDE HABER DEFECTO DE FÁBRICA O DE FUNCIONAMIENTO

Con todo, como no hay nada inmutable en nuestro cuerpo, también tenemos que asumir que nuestro corazón puede fallar. Cualquiera de los elementos principales de los que hemos hablado, como las válvulas, los conductos (las arterias coronarias) o el sistema eléctrico, se puede estropear. Como músculo, el corazón también puede tener las disfunciones que relacionamos con este tipo de fibras, como problemas musculares y contracciones prematuras, que trataremos en el apartado sobre las arritmias.

Otro problema es que la bomba presente un defecto de fábrica o que esté mal construida: es lo que llamamos cardiopatías congénitas. Por ejemplo, puede que el corazón tenga una aurícula en lugar de dos, que en vez de tener los ventrículos separados estén conectados por un agujero, o que el corazón esté girado y que los tubos estén mal conectados. Estos son algunos de los problemas que veremos más adelante y que hay que solucionar para que la sangre bombee bien oxigenada hacia todo el cuerpo.

¿HAY DIFERENCIAS ENTRE EL CORAZÓN DEL HOMBRE Y EL DE LA MUJER?

No hay ninguna diferencia morfológica entre un corazón u otro porque sea de hombre o de mujer. Igual que no la hay entre el corazón de un asiático, de un negro o de un nórdico. Cuando se trata de trasplantes, el factor racial o de sexo no tiene ninguna relevancia. Se puede trasplantar el corazón de un hombre a una mujer y viceversa. Esta sería una de las premisas que tendría que hacer pensar a los racistas y a los sexistas del mundo. De hecho, ya se ha utilizado. Precisamente, era uno de los argumentos que se esgrimía en las campañas antirracistas en Estados Unidos: se enseñaban dos huevos, uno blanco y otro rubio, y, después de cascarlos, se exponían en dos platos para comprobar que era imposible distinguirlos. En otro anuncio se mostraba el corazón de un blanco y el de un negro y se preguntaba si alguien sabría diferenciarlos. Es imposible.

Un corazón puede tener un tamaño algo diferente, dependiendo de la corpulencia de la persona. Por eso, de media, los de las mujeres pueden ser ligeramente más pequeños, aunque eso no es una regla fija sino mera estadística. Por ejemplo, una mujer corpulenta tendrá el corazón mayor que un hombre bajo. La diferencia más significativa por la que históricamente la mujer ha sufrido menos del corazón se debe, probablemente, a la influencia beneficiosa que tienen las hormonas femeninas, que reducen el riesgo de que la sangre se quede taponada —aunque son diferencias debidas a la influencia externa (las hormonas) y no al corazón en sí—. Si ese corazón se traspasara a un hombre, se perderían los beneficios hormonales, de la misma manera que los indicios muestran que se reduce ese beneficio cuando la mujer entra en la menopausia y su ciclo hormonal varía.

3

SÍNTOMAS RELACIONADOS CON EL CORAZÓN: EL DOLOR

Hay una serie de síntomas que pueden alertarnos de que algo no está funcionando bien en nuestro corazón. Básicamente son cuatro: dolor torácico, palpitaciones, cansancio y pérdida de conocimiento. Los explicaremos en los dos próximos capítulos. De todas formas, no hay que entenderlo como un listado de alarmas gravísimas, pues cada uno de estos signos no significa obligatoriamente que tengamos un problema serio ni tampoco que sean exclusivos del corazón. Un desmayo puede ser una señal peligrosa o simplemente un mareo sin mayor importancia debido a una bajada de tensión o una bajada del nivel de azúcar. De la misma manera, el síntoma en el que nos centraremos primero, el dolor en el pecho —que es uno de los principales motivos de preocupación—, es algo que todos hemos sentido o sentiremos a lo largo de nuestra vida y que la mayoría de las veces no supone ningún problema cardíaco.

Se trata, pues, de señales que no nos deben hacer entrar en pánico, pero que, si se dan las condiciones que señalaremos, nos obligan a consultar al médico, para descartar que sea un problema cardíaco.

¿CÓMO PUEDE SER EL DOLOR EN EL PECHO?

El dolor en el pecho abarca muchas variables. Puede ser desde un simple pinchacito, porque sentimos un poco de molestia muscular en el pecho, hasta una señal de infarto. Cómo se presenta este dolor, en qué circunstancias, cuánto dura o cómo se alivia son los elementos que se planteará el médico para hacer un diagnóstico inicial y solicitar las pruebas correspondientes.

El dolor de pecho como aviso del corazón puede surgir en dos circunstancias. La primera es cuando hay una arteria tapada parcial o completamente, lo que puede provocar angina de pecho o un infarto de miocardio. El otro motivo de dolor es la inflamación de los tejidos cardíacos.

La angina se produce cuando la arteria no está tapada completamente y deja pasar una cantidad de sangre, aunque no siempre suficiente. Por tanto, el dolor aparece en determinadas circunstancias, por ejemplo, cuando caminas o subes una cuesta. Mientras caminas notas un dolor en el pecho que, al parar, se reduce. Es lo que los médicos conocemos como angina de esfuerzo. Vamos a ejemplificarlo para entenderlo mejor: imaginemos que la arteria es un tubo con la salida medio taponada. En circunstancias normales, si hay suficiente riego, no notaré nada en el corazón. Si, por el contrario, le exijo al corazón un esfuerzo extra, necesitará más oxígeno. Entonces puede que ese tubo con la mitad de diámetro taponado ya no deje entrar suficiente oxígeno. Si subo una cuesta en invierno y con mucho frío —circunstancias por las que se tiene que hacer un mayor esfuerzo—, mi corazón funcionará de forma acelerada y una parte de él se verá obligada a seguir bombeando con rapidez, por lo que se quejará a través del dolor. Luego, al parar, bajarán las pulsaciones y disminuirá la necesidad de oxígeno, con lo que el corazón dejará de protestar. Pero me estará avisando.

Si esa arteria se tapa del todo, la queja del corazón será inmediata. No se produce al hacer un esfuerzo, sino en el momento en que se tapa porque no le llega nada de oxígeno, incluso en reposo. La parte del corazón que sufre es la que hasta entonces era regada por esa arteria. Las arterias forman una suerte de ramas que se distribuyen por toda una zona del corazón. Si se tapona la rama madre, no llega oxígeno a ningún punto de esa zona. El dolor es intenso, profundo y no cede aunque no nos movamos. Nos preocupa, dura unos minutos e incluso puede venir acompañado de mareo y malestar intenso. La gran mayoría de las veces, la gente que sufre un infarto sabe que le está pasando algo serio. Es una sensación parecida a la muerte. Una de las manifestaciones más conocidas del dolor es que en un inicio puede irradiarse hacia el brazo izquierdo y también hacia la mandíbula. Estos signos hacen sospechar que se trata de un dolor de origen cardíaco.

En ocasiones, estos dolores pueden venir acompañados de vómitos. Esto ocurre en un tipo concreto de infarto de miocardio. Dependiendo de qué arterias estén taponadas, lo llamamos de una forma u otra: infarto anterior, infarto posterior, etc. Los infartos posteriores, que son los de la arteria coronaria derecha, presentan una serie de síntomas muy evidentes: mareo, malestar, vómitos. Es lo que se conoce como un cuadro vasovagal, por afectación de las terminaciones nerviosas que hay en esta zona del corazón.

ALGUNOS DOLORES PUEDEN ENGAÑAR

Por tanto, el hecho de que el dolor pare al descansar es muy sintomático de la angina de pecho. Si es más permanente y profundo, es probable que sea de infarto. En cambio, si es un dolor permanente, que dura todo el día, lo más probable es que sea un dolor benigno, de tipo muscular, provocado por algún esfuerzo o un mal gesto.

Cuando un paciente acude a la consulta y me explica «tengo un dolor durante todo el día», lo tranquilizo. Seguro que ese dolor no es cardíaco. Un dolor que dura horas suele afectar a la caja torácica, a las costillas o a los músculos. Hay muchos tipos de dolores en la caja torácica que pueden aparecer con el movimiento, lo que indica que es una señal muscular, producto de un golpe, etc.

¿Nos puede engañar el dolor? Pues a veces sí. Nos engaña sobre todo en el caso de las mujeres. Globalmente, el tipo de dolor es el mismo que en el hombre. Pero en ocasiones puede aparecer un dolor menos claro, un dolor más subintrante, que no coincide con las características que hemos explicado hasta ahora. Es un dolor que, como profesional, tengo que analizar más para discernir si es cardíaco. No es el típico dolor profundo que se irradia al brazo y que inmediatamente me pone en alerta de que es muy probable que sea de corazón. En algunas mujeres no es tanto un dolor como un malestar. Me gustaría ser más claro, pero lamentablemente en esta, como en la mayoría de las enfermedades, no hay patrones exactos. De ahí la importancia de la anamnesis, el interrogatorio del médico, que intentará deducir el diagnóstico por las respuestas del paciente. La Fundación Española del Corazón enumeró algunos de los síntomas más habituales en la mujer que pueden servir de referencia, aunque, como ya hemos apuntado antes, estos mismos síntomas a veces son indicio de otros trastornos más benignos y pueden crear una ansiedad innecesaria. Son los siguientes:

- **Falta de aire en reposo y presión en el pecho.** Es una sensación indefinida que puede confundirse con un sofoco (en mujeres premenopáusicas) o con un ataque de ansiedad. A veces es un dolor intermitente, sin falta de aire.
- **Dolor en la espalda,** el cuello, la nuca, la mandíbula, el brazo o el estómago. La disparidad de puntos es evidente y es difícil de relacionarlos con el corazón.

- **Sudor frío, náusea o mareo,** síntomas que pueden confundirse con un corte de digestión.

Ciertamente, la mentalidad médica ha de ir cambiando. Antes, en una mujer no menopáusica se descartaba sistemáticamente la posibilidad de que sus síntomas fueran por un infarto. Hoy tenemos que ser vigilantes. Debemos pensar en el aumento de casos de infarto entre mujeres y barajarlo entre las posibilidades que se nos presentan según sus síntomas, ya sea un dolor torácico clásico o de algún otro tipo.

También pueden engañarnos los signos de los diabéticos. Por las características de la propia diabetes, las terminaciones nerviosas en estos pacientes han perdido sensibilidad, por lo que pueden no sentir prácticamente dolor y estar sufriendo un infarto sin ser conscientes de ello. Así pues, se quejan de una leve molestia cuando deberían sentir un dolor agudo. Los diabéticos son la parte de población a la que más tarde se le diagnostica y trata una dolencia cardíaca, porque muchas veces se diagnostica *a posteriori*, cuando ya se ha producido el infarto y ha dejado secuelas irreversibles.

¿QUÉ ES EL SÍNDROME DE LAS MICROARTERIAS?

Queda por mencionar un dolor coronario que no se produce por angina de pecho ni por infarto. Se denomina síndrome de las microarterias. Si existe un problema en las ramificaciones finales de las arterias, cuando son ya muy pequeñitas, es muy difícil detectarlo. En las pruebas de exploración, como la herida es mínima, los aparatos no la detectan. Pese a ello, en algunas ocasiones produce dolores parecidos a los de una angina de pecho. Con el cateterismo (que permite entrar en las arterias y verlas por dentro) podemos llegar a ramificaciones muy finas; incluso algunas de un milímetro de diámetro, pero las más pequeñas de ese grosor ya no se pueden ver. Entonces, si después de constatar que todo el árbol coronario está normal, no hay obstrucción alguna y el paciente sigue manifestando dolor al hacer esfuerzos, podemos deducir que este se debe a las microarterias, aunque hay que decir que son casos excepcionales.

La solución en los casos de angina de pecho e infarto será realizar un cateterismo, que permite ensanchar las arterias obstruidas para que se desbloqueen y vuelva a pasar a través de ellas un caudal de sangre adecuado. Es obvio que en el caso de las microarterias esto no se podrá efectuar. Afortunadamente, hay otras opciones. Como no se puede llegar con un catéter para desobstruirlas, se usan medicamentos que también tienen la capacidad de expandir este tipo de arterias diminutas y de ayudarlas a que recuperen el flujo de sangre.

LAS MEMBRANAS DEL CORAZÓN SON MUY SENSIBLES

Como ya sabemos, nuestro corazón es una bomba que se mueve continuamente. Para que lo haga sin problemas ni rozaduras, todo tiene que estar muy lubricado a su alrededor. El corazón tiene una doble bolsa, una dentro de otra: la interior se llama epicardio y la exterior pericardio. Forman un saco en el que se encuentra el corazón. Entre el epicardio y el pericardio no hay espacio; es decir, están juntos, pero no pegados, y engrasados el uno con el otro. En medio hay una especie de líquido que permite que el corazón resbale bien.

Si sufro una infección por un virus, por ejemplo un resfriado, y esta llega a afectar al pericardio, padezco lo que se conoce con el nombre de pericarditis. Se me inflama la bolsa. El pericardio inflamado roza con el epicardio y provoca dolor. En este sentido hay que aclarar que el corazón por dentro no duele, ya que no tiene sensores de dolor internos (terminaciones nerviosas que transmiten la sensación de dolor al cerebro). Por eso, cuando metemos un catéter en el corazón y actuamos dentro de él, quemando una zona, por ejemplo, el corazón no siente nada, no sufre. El dolor proviene de todos los vasos que salen del corazón, de las arterias y de las venas, que es donde están todas las enervaciones nerviosas. También los sacos están llenos de esos sensores, por eso la pericarditis es muy dolorosa y apenas una pequeña inflamación provoca un dolor intenso.

Ese dolor, además, aumenta con la inspiración, porque esta hace que las bolsas del corazón se expandan y se rocen más, con lo cual el dolor pericardítico hace que hasta dé miedo respirar. Cada vez que un paciente con esta dolencia inhala profundamente suelta un «¡ay!» y se frena. Esa es la característica típica de este dolor. Por lo demás, no hay que darle mayor importancia. En el 99,9 % de los casos se trata de una inflamación benigna que tiene una solución sencilla. Se administra un antiinflamatorio, como es la aspirina, para que baje la inflamación. Solo queda esperar a que el cuerpo responda y el sistema inmunológico acabe con el virus, porque no es más que eso, un virus, y en estos casos se actúa como en cualquier otra infección vírica.

La mala noticia para quienes ya han sufrido una pericarditis es que se trata de un problema recurrente. El individuo que ha tenido una es susceptible de sufrir otras. Se cree que es porque una zona del saco no queda curada completamente y, en cuanto aparece otro virus, tiende a inflamarse de nuevo y a doler otra vez. El 30 % de los niños —que son los más afectados por esta dolencia— y de adultos con pericarditis la sufren de forma repetida durante un tiempo, y con un dolor que puede llegar a ser muy incapacitante. Desde un punto de vista médico, no es un problema grave, pero hemos de reconocer que puede alterar la calidad de vida de quien lo padece.

4

LOS OTROS SÍNTOMAS DEL CORAZÓN

CANSANCIO O SENSACIÓN DE AHOGO

La *disnea* es el término médico con el que denominamos el cansancio anormal que puede sentir una persona. Es lógico estar cansado. Todos nos cansamos después de un esfuerzo en función de nuestras capacidades, de la edad, de la fuerza, etc. La disnea es el síntoma que avisa de que no circula suficiente oxígeno. El ejemplo clásico que ponemos es el del escalador que está subiendo una de las grandes montañas del mundo, como el Everest. Aunque esta persona tenga un corazón en perfecto estado, a medida que se aproxime a la cumbre disminuirá el oxígeno y podrá tener problemas para abastecerse. Está caminando y le falta el aire.

En el caso de un paciente con el corazón enfermo, la disnea indica que ese corazón no bombea suficiente sangre para transmitir oxígeno a las células. En lugar de expulsar una determinada cantidad de sangre en cada latido (ya vimos que la media era de 70 mililitros, el equivalente a una taza de café), empuja bastante menos. Esto recibe el nombre de insuficiencia cardíaca. La bomba no tiene fuerza; es decir, el músculo ha perdido capacidad para seguir bombeando y, por tanto, está enfermo. Normalmente es porque está dilatado y ha perdido elasticidad (la capacidad habitual de contraerse y expandirse). Sería como una goma que después de estirarla mucho ya no se encoge como antes. El corazón, como ya no consigue contraerse con fuerza, expulsa sangre muy débilmente.

Los médicos lo medimos con la fracción de eyección, que es la cantidad de sangre que expulsa el corazón en cada latido. La medida abarca desde la máxima expansión hasta la máxima contracción. Cuando llega sangre, el corazón se hincha; cuando la expulsa, se encoge. Si no expulsa mucha sangre, se encoge menos. Estos son los baremos. Lo habitual es que, en cada latido, el corazón expulse el 65% de la sangre que tiene almacenada. Nunca es el cien por cien, puesto que el corazón no se estruja hasta vaciarse. Ese 65% es la media que se estima normal. Se considera que hay una insuficiencia cardíaca cuando el corazón expulsa menos del 40% de la sangre. Si está por debajo del 30% estamos ante una disfunción ventricular severa. Los casos en los que apenas logra expulsar un 20%, o menos, son disfunciones ventriculares severísimas.

Así pues, sin apenas oxígeno, cualquier esfuerzo puede cansarnos y se nos hace imposible. Los médicos clasificamos los síntomas a partir de la escala (del 1 al 4) que estableció la New York Heart Association (NYHA):

1. La situación normal de una **persona sana**. Puede hacer cualquier esfuerzo sin que note ningún síntoma.

2. **La persona tolera la actividad ordinaria**, pero hay una ligera limitación en la actividad física, que se manifiesta en forma de disnea cuando el esfuerzo es intenso. Por ejemplo, va a correr y se cansa mucho. No es una molestia en las piernas porque no está en forma, sino que es un cansancio que le obliga a parar el ejercicio porque se ahoga.

3. **La persona no puede hacer una vida normal.** Afecta a su día a día en actividades habituales, como no poder ir a comprar o incluso tener dificultad para levantar el brazo cuando se está peinando.

4. **La persona se ahoga incluso estando en la cama,** en reposo. Es incapaz de realizar cualquier actividad física. Es el caso muy extremo de las personas mayores que están a punto de morir.

Las causas que provocan esta insuficiencia ventricular y que provocan la disnea son varias. Las veremos cuando tratemos las distintas enfermedades coronarias. Pueden ser desde un infarto hasta una cardiopatía dilatada, la más frecuente, en la que, como comentábamos, el corazón se ha dilatado por la vejez. Esta es la gran epidemia del siglo XXI: la insuficiencia cardíaca en la tercera edad, una patología que puede ser muy invalidante y conllevar ingresos reiterativos en el hospital.

También hay otros motivos por los que puede aparecer la disnea y que no son directamente atribuibles al corazón. El más común es el problema del fumador: si has fumado durante muchos años, no te llega suficiente oxígeno. Esto no ocurre porque el corazón bombee poca sangre, sino porque esa sangre no recibe suficiente oxígeno de los pulmones.

EL MAREO O DESMAYO

La pérdida de conciencia, síntoma al que los cardiólogos identificamos con el síncope, puede estar causado básicamente por un mecanismo a través del cual deja de llegar oxígeno al cerebro. Las neuronas o células cerebrales son las más sensibles de nuestro organismo a la pérdida de oxígeno. A los pocos segundos de no recibir oxígeno (apenas ocho o diez), las neuronas dejan de funcionar, lo que nos provoca la pérdida de conciencia. El resto de las células del cuerpo no son tan radicales y modulan la falta de oxígeno durante más tiempo. Por ejemplo, las células de los múscu- los pueden aguantar varios minutos sin recibir oxígeno, mientras que las de la piel pueden hacerlo varias horas. Las del cerebro, no. El desmayo puede actuar como un mecanis- mo de defensa, pues al perder el conocimiento y caernos la sangre oxigenada llega más fácilmente al cerebro y permite recuperarse. Esto es así porque se oxigenan las neuronas. Es, por tanto, un síntoma muy evidente.

Puede que no llegues a desmayarte, o que en lugar de ocho segundos la falta de oxígeno haya sido de solo cinco. En ese caso te mareas, pero no acabas de caer porque el oxígeno ha llegado de nuevo rápidamente al cerebro. En este caso se ha producido lo que conocemos como un pre- síncope.

Las causas del síncope son todas aquellas que impiden que el oxígeno llegue al cerebro. La más habitual es la li- potimia, que es benigna (la veremos en el capítulo 13) y que, aparte del susto, no tiene consecuencias. Otra muy conocida es el ictus. Si se tapona la arteria carótida, que sube a través del cuello, se provoca un infarto cerebral o ictus, que sí puede ser grave y que tendrá secuelas. Sin em- bargo, el que tratamos aquí, el síncope provocado por el corazón (el síncope cardiogénico), generalmente, no tiene secuelas inmediatas. Provoca una pérdida momentánea del conocimiento, pero la recuperación es rápida. Como la falta de oxígeno ha durado apenas unos segundos, las neu- ronas no sufren daños permanentes. La muerte neuronal no empieza hasta que las neuronas han estado cuatro o cinco minutos sin recibir oxígeno. De un síncope cardiogé- nico, en general, uno se recupera por completo. Lo más probable es que los problemas más relevantes surjan del desvanecimiento en sí, como, por ejemplo, de haberse dado un golpe contra el suelo.

Para explicar uno de los motivos del síncope cardiogénico es necesario recordar que todos tenemos un marcapasos natural que regula el ritmo de los latidos del corazón. Lo que pasa antes del síncope es que ese marcapasos se para. El marcapasos tiene una enfermedad y se detiene, lo que provoca una bradicardia extrema (descenso del número de pulsaciones) y una pausa sinusal, que es como lo denominamos los cardiólogos. El corazón deja de latir durante unos segundos, no tiene electricidad, se ha parado. Como explicamos al hablar del funcionamiento del corazón, el sistema eléctrico funciona por fases: si falla el nódulo sinusal, como el corazón es inteligente, puede enviar la orden para que al nódulo auriculoventricular, situado un poco más abajo, empiece a emitir impulsos y tome el relevo de ese marcapasos que ha fallado. Entre que el corazón se para y el siguiente nódulo toma el relevo pueden pasar unos segundos, tiempo durante el cual se produce el síncope.

Mi marcapasos funciona a 70 pulsaciones por minuto, y el nódulo auriculoventricular, a 50. Son menos pulsaciones, pero suficientes para volver a mandar oxígeno al cerebro. Si el bloqueo está más abajo del nódulo auriculoventricular, los cables de la parte inferior del corazón empezarán a mandar señales desde allí y crearán un marcapasos que podrá ir a 30 pulsaciones por minuto. Incluso si el bloqueo es prácticamente total y todos mis cables están estropeados, el ritmo ventricular será de 20 pulsaciones por minuto. Es decir, el corazón tiene mecanismos de relevo para crear electricidad desde otro punto y no pararse. Ese automatismo es nuestra válvula de salvación, aunque funcione cada vez más lento. Por eso, en casos extremos es suficiente para mandar un mínimo de oxígeno que permita la supervivencia, pero no para recuperar plenamente el conocimiento.

En resumen, cada vez que nos encontramos con un caso de síncope hay que estudiarlo para comprobar que no se trate de un bloqueo del marcapasos o de los cables. Cualquiera de las dos circunstancias podrá provocar que nos quedemos sin electricidad.

El síncope también lo puede causar justo el motivo contrario: una taquicardia ventricular. El ventrículo es la cavidad inferior y la principal responsable de expulsar la sangre. Una taquicardia se produce cuando el corazón late muy deprisa y alcanza, por ejemplo, las 220 pulsaciones por minuto. Como veremos en el siguiente apartado, si la taquicardia es supraventricular —de la parte superior del corazón— se suele notar una palpitación. Pero si la taquicardia es ventricular —de la parte inferior— el problema es más serio. Una taquicardia ventricular provoca que el corazón no se contraiga bien. Lo hace muy desordenadamente, lo que puede acabar teniendo la misma consecuencia que un bloqueo eléctrico: el corazón no bombea sangre. Y al final puede acabar entrando en lo que denominamos fibrilación ventricular, la arritmia más grave y letal que existe. Durante la fibrilación, la capacidad de contracción del músculo cardíaco es nula. Si sostuviéramos un corazón que late en la mano, en el momento en el que se produjera una fibrilación ventricular ya no notaríamos un latido, sino como si tuviéramos un saco de gusanos en la mano. Cada fibra se mueve por su cuenta, sin coordinación para impulsar la sangre. El corazón ya no actúa como una bomba, sino que simplemente fibrila; es decir, se mueve de forma caótica. Como el corazón no bombea la sangre y no sube el oxígeno, se produce una pérdida del conocimiento y, si no se pone remedio, la muerte súbita del paciente.

LAS PALPITACIONES O ARRITMIAS

Las palpitaciones o arritmias denotan un cambio en el ritmo cardíaco. Habitualmente los latidos no se notan. Los percibimos cuando corremos, cuando subimos escaleras o cuando nos emocionamos; es decir, en momentos en que el corazón se acelera y cambia su ritmo habitual. Al ir más deprisa, aumenta la fuerza de palpitación y es ese cambio el que percibimos. En cuanto deja de producirse ese momento puntual, el corazón recupera su frecuencia ordinaria y dejamos de notarlo. En el día a día, no tendríamos que notar el corazón, ya que late de forma normal entre 60 y 100 veces por minuto. Cuando percibimos que está acelerado puede ser, básicamente, por tres razones: una extrasístole, una taquicardia o una fibrilación auricular (comúnmente llamada arritmia).

EL VUELCO DEL CORAZÓN

Si notamos una palpitación de forma inesperada, puede deberse a lo que popularmente se conoce como «un vuelco del corazón». Esta palpitación esporádica es una curiosa sensación en la que percibimos como si el corazón hubiera pegado un salto de golpe o como si hiciera una pequeña pausa y, de repente, volviera a arrancar. Para los médicos es una extrasístole, lo que significa que hay un latido del corazón antes de tiempo. Al anticiparse, desequilibra el ciclo cardíaco, que, como ya apuntamos, tiene que ser muy coordinado y acompasado. Ese latido que notamos más fuerte es el siguiente que se produce. Como ha pasado un poco más de tiempo por esa descompensación, el corazón se ha hinchado más y la contracción es más potente. Eso es lo que notamos.

Pero la extrasístole en sí no es un problema. Va a depender de otros factores. Las hay benignas y malignas. No es lo mismo si el corazón está enfermo o no. Es la palpitación más frecuente (seguro que todas las personas la habrán notado alguna vez en su vida). Si se produce de forma esporádica no supone ninguna alarma, más allá de la sorpresa que puede causar. En cardiología es la primera causa de consulta. Casi el 50% de las visitas son de pacientes que nos comentan que el corazón les da saltos. Si tienes un corazón normal y nunca te han diagnosticado nada, aparentemente no tendrías que pensar más en ello, ya que se tratará de una extrasístole benigna. En cambio, si tu corazón te ha dado algún aviso, habría que analizar el caso.

También puede ocurrir lo contrario. Hay personas que tienen extrasístoles a menudo y no las notan. Se produce sobre todo en los casos de las personas con un corazón enfermo. Como es un órgano afectado, la extrasístole no le provoca un latido ni muy fuerte ni muy potente, y la persona no lo percibe. Por tanto, en general, quien nota las extrasístoles es el individuo sano, y el hecho de sentir una puntualmente no es malo desde el punto de vista del pronóstico.

LA TAQUICARDIA

La otra causa frecuente de las palpitaciones es la taquicardia, es decir, el cambio natural de frecuencia del ritmo del corazón que se da con la mayor o menor necesidad de oxígeno de nuestro cuerpo. Al hacer deporte, por ejemplo, podemos experimentar taquicardias normales, pero existen muchas otras ocasiones en las que también se pueden notar:

- al emocionarse o al pelearse;
- al tener fiebre;

- al tomar un café, un té o un chocolate;
- al consumir demasiado alcohol;
- al tomar bebidas energéticas;
- con algunos fármacos que provocan ese efecto secundario.

La taquicardia anormal se produce cuando se acelera el corazón cuando no debe. Si estoy tranquilamente viendo la tele y noto una taquicardia sin razón, tendré que prestarle atención. Son las llamadas taquicardias paroxísticas, que empiezan de golpe y se detienen de golpe. Su duración puede ser muy variable, de diez segundos a varias horas. Si duran unos segundos, no puedes hacer nada. Quizá sea una cosa puntual, pero si se repite has de consultarlo. Si tienes una taquicardia que dura horas, seguramente acabarás en urgencias para que te hagan un electrocardiograma y te den un diagnóstico. Esa es básicamente mi especialidad. La mayoría de mis pacientes son personas con taquicardias paroxísticas provocadas por un cortocircuito eléctrico del corazón, que ya veremos al tratar las enfermedades.

Otra diferencia entre las taquicardias habituales y las paroxísticas es que las primeras suelen tener un inicio y un final algo más escalonado, es decir, nos vamos acelerando progresivamente. Las paroxísticas funcionan como un interruptor: el corazón empieza a acelerarse repentinamente y, de golpe, se para.

LA FIBRILACIÓN AURICULAR

Desde un punto de vista médico, las arritmias son cualquier trastorno del ritmo del corazón. Tanto el vuelco como las taquicardias son tipos de arritmias, mientras que lo que se conoce popularmente como arritmia es lo que nosotros, los cardiólogos, llamamos fibrilación auricular, que consiste en una pérdida completa del ritmo normal del corazón. Nuestro marcapasos natural deja de funcionar y aparece un ritmo caótico. Se produce en la parte superior del corazón, en las aurículas, que alcanzan las 300 o 400 pulsaciones por minuto. No son seguidas, sino muy irregulares. Eso hace que las diferenciemos claramente de la taquicardia paroxística. La percepción de la palpitación de una taquicardia es como si se tratara de una metralleta. La de una fibrilación auricular, en cambio, es más parecida al ruido de una cafetera clásica cuando borbotea. Lo que tú percibes es que el corazón se acelera, frena y se vuelve a acelerar.

Este ritmo caótico, que empieza en las aurículas, se transmite al nódulo aurículo-ventricular, que ejerce de filtro y es el que nos salva la vida. Si el nódulo aurículo-ventricular no estuviera entre la aurícula y el ventrículo, como nuestras aurículas van a 400 palpitaciones por minuto, nuestros ventrículos también alcanzarían las 400 palpitaciones y nos moriríamos, porque no bombearía bien la sangre. Por suerte, el nódulo aurículo-ventricular, cuando le llegan esas 300 o 400 palpitaciones, solo deja pasar la mitad, o menos, y eso permite que nuestros ventrículos empujen la sangre a un ritmo más adecuado.

El gran riesgo de la fibrilación auricular se llama ictus. Por tanto, cuando se tienen estas arritmias hay que acudir al médico para que haga un diagnóstico y pueda hacer un tratamiento con anticoagulantes.

LA IMPORTANCIA DE TOMARSE EL PULSO

Uno de los problemas con los que nos encontramos los médicos es que, a veces, el paciente puede tener una arritmia, una fibrilación auricular, sin saberlo. En este caso estamos ante una fibrilación auricular silente. Puede pasar que no notes que el corazón te está latiendo de esta manera caótica. Por eso es tan importante que la gente se tome periódicamente el pulso, y se realizan campañas en este sentido. Las maneras de fomentar esta costumbre se estudian en todo el mundo. Se puede hacer en las farmacias, automáticamente, con aparatos que comprueban si tu pulso es regular o irregular. Si es regular, no pasa nada; si es irregular, hay que ir al médico para que nos haga un diagnóstico y asegurarnos de que no sea una fibrilación auricular, con riesgo de ictus.

LAS ARRITMIAS DESPUÉS DE UN INFARTO

Por tanto, en general, hay que analizar las arritmias. Un vuelco o una taquicardia por una causa ordinaria son habituales y benignas. Una taquicardia repentina y sin causa aparente o una fibrilación auricular deben estudiarse siempre. Si ya has tenido un ataque cardíaco, la vigilancia es especialmente importante. En un infarto, una parte de tu corazón ha quedado afectada y esa zona puede ser otro causante de arritmias. El motivo es que en esa área dañada, que ha estado sin oxígeno cierto tiempo, han quedado células muertas y otras vivas, y se pueden producir más fácilmente cortocircuitos eléctricos. La primera complicación del infarto a largo plazo es la taquicardia ventricular, la misma que acabamos de ver como causante del desmayo.

Fíjate que hablo ahora de un problema en un circuito eléctrico del ventrículo, la cavidad inferior, que es grave porque la taquicardia ventricular puede degenerar en una fibrilación ventricular. Como hemos visto, la fibrilación ventricular es el movimiento inconexo (recordemos el ejemplo de la bolsa de gusanos) en el que el ventrículo no es capaz de bombear la sangre; por tanto, voy a perder el conocimiento y voy a tener una muerte súbita. Si no detienen esa fibrilación con un desfibrilador antes de diez minutos, no hay nada que hacer. De ahí la importancia de que haya desfibriladores distribuidos en lugares públicos y de poder tener uno a mano cuando se necesita.

¿QUÉ ES UN SOPLO?

El soplo es un signo casi siempre benigno; sin embargo, preocupa mucho, sobre todo porque es una noticia que suelen dar los pediatras a los padres sobre sus hijos durante una de las primeras consultas. Un soplo es simplemente un ruido. Al circular, la sangre hace un ruido que puede ser más o menos audible en función de por donde pasa. El 99 % de los soplos detectados en la infancia son lo que conocemos como soplos inocentes, es decir, que escuchamos la sangre cuando atraviesa las distintas válvulas del corazón. No tiene la más mínima importancia, no supone ninguna patología y es algo totalmente natural. Esos soplos infantiles desaparecen a medida que el corazón se va agrandando porque las estructuras se adaptan y la sangre fluye ya sin hacer tanto ruido.

¿Por qué se mencionan? Porque siempre que hay un soplo tenemos que descartar que se haya producido un problema en las válvulas. Ese podría ser un motivo por el que se oye la sangre. En el caso de una válvula que no abre o cierra bien, la sangre hará más ruido de lo normal al pasar. El corazón tiene que trabajar mucho más para hacer pasar la sangre por esa abertura, que se ha vuelto más pequeña por culpa de la válvula. Entonces la presión aumenta, la velocidad de la sangre también lo hace y eso provoca el ruido.

Por lo tanto, ante la noticia de un soplo infantil, hay que tener sobre todo tranquilidad, porque la inmensa mayoría de las veces no supone nada. Se ha de estudiar simplemente para descartar que no haya una patología que provoque la obstrucción de la sangre. En este sentido, se recomienda hacer un ecocardiograma para verificar que las válvulas funcionan bien, y podemos olvidarnos del asunto. Si se trata de un soplo que refleja un problema, casi siempre una obstrucción en el paso de la sangre, se tendrá que actuar en consecuencia. Tanto en un caso como en otro, existen varios tratamientos. Pero, como he señalado, los soplos infantiles como indicio de una patología son minoría.

En el caso de las personas mayores, ese soplo, por el contrario, suele ser una señal de alerta. Lo más habitual en una persona de ochenta años, por ejemplo, es que si oyes un soplo sea porque una de las válvulas se ha calcificado. Esa es una de las razones de la auscultación de los adultos: cerciorarnos de que no hay un soplo, que indicaría que las válvulas están perdiendo elasticidad, que ya no se abren bien. Las válvulas han envejecido, se han endurecido y pueden quedar, como se denomina en medicina, estenosadas; es decir, que no se abren todo lo que se tendrían que abrir y que la sangre ha de circular por un conducto más pequeño y con más presión para poder salir.

5

PRUEBAS BÁSICAS PARA REVISAR LA SALUD CARDIOVASCULAR

¿HAY RIESGOS SI NO TENGO SÍNTOMAS?

La respuesta es que sí. Las enfermedades cardíacas se muestran a través de los síntomas que la gente percibe, que hemos descrito en los dos capítulos anteriores, y a través de unos signos que son, como el soplo, los que puede detectar el médico cuando hace una exploración. Pero el hecho de que no tengamos ningún síntoma no significa que todo esté bien. Lo único que nos dice es que nuestro corazón no ha provocado ninguna alteración como para dar un síntoma. Aun así, puede haber una enfermedad latente que todavía no se ha manifestado.

El ejemplo clásico de esta realidad es el infarto de miocardio. El 40% de los pacientes que han sufrido un ataque de corazón no han notado antes ningún síntoma. La evolución clásica de pasar de estar bien a tener una angina de pecho, porque tengo una arteria semiobstruida, y luego tener un infarto porque se ha obstruido del todo no se cumple. Hay individuos que se encuentran bien, que no notan nada anormal, pero tienen una arteria a punto de taparse, aunque no da síntomas, y el primer síntoma que se produce es el infarto. Un infarto que puede ser tan grave como para provocar la muerte súbita. De hecho, el 40% de los infartos acaban con la muerte del paciente. Estos pacientes no llegan nunca al hospital, porque en los primeros cinco minutos del infarto se produce la complicación más grave que existe: la llamada fibrilación ventricular. Como hemos visto, al no bombear sangre se produce una arritmia maligna que provoca la muerte.

Hemos de tener muy claras estas cifras porque siguen siendo así de altas. Cuatro de cada diez personas infartadas no tienen síntomas iniciales y cuatro de cada diez infartos provocan la muerte del paciente. Es por eso que siempre hablamos de la conveniencia de hacerse revisiones preventivas. Las exploraciones regulares, sobre todo a partir de cierta edad —de media, está entre los 40 y los 45 años—, podrían darnos pistas o detectar el riesgo de un problema cardiovascular que no se ha manifestado con ningún síntoma. Estos reconocimientos están especialmente indicados si hay factores de riesgo, como ser hipertenso, fumador, diabético o tener el colesterol alto.

LA ENTREVISTA: ANAMNESIS

Es la primera y la más sencilla, la que todos los médicos tenemos que hacer. Hay que hablar con el paciente y preguntarle. De esta manera, podemos saber detalles que él no ha identificado como síntomas pero que nosotros, por nuestra experiencia, sí podemos catalogarlos como tales. Pueden ser preguntas de todo tipo: cómo duerme, si tiene que dormir un poco elevado porque le falta el aire por la noche, si tiene hinchazón en las piernas, palpitaciones, etc.

La anamnesis no es más que eso: el interrogatorio en el que recopilamos datos e intentamos reunir, de todo lo que nos cuenta, información que puede ayudarnos a hacer un diagnóstico global. Sé que, como lector, podrías tener curiosidad por saber qué tipo de datos pueden darme pistas para adelantarte. Pero prefiero no hacerlo porque eso es complicado y puede resultar una fuente de angustia innecesaria. En ese interrogatorio interviene mi capacidad como médico para hacer un diagnóstico a partir de todo lo que me cuentas. Si te hago un listado de cosas, es muy probable que las tengas todas. Pero una cosa es lo que crees y otra es que yo, en el interrogatorio, acabe sacando la información relevante de lo que me dices.

Pongamos un ejemplo. Si yo te pregunto por las palpitaciones, todos tenemos palpitaciones en un momento u otro. Si transmito la idea de que la palpitación es un signo inequívoco de enfermedad, vamos a crear miles de enfermos imaginarios. Cuando yo pregunto por las palpitaciones, voy a dirigir ese interrogatorio. Haré dos o tres preguntas más y podré saber si es la palpitación habitual que tenemos todos y, por tanto, no le voy a dar más importancia ni voy a insistir, o voy a deducir que ese paciente tiene una taquicardia. Entonces dirigiré el interrogatorio en ese sentido para confirmar con otros aspectos que, efectivamente, tiene una taquicardia.

Todas las personas tienen un dolor en el pecho alguna vez y no es infarto. El 99,9% son pinchazos mecánicos que nada tienen que ver con el corazón. Todos nos podemos cansar subiendo escaleras, y eso no significa que se trate de una agina de pecho. Por eso, la anamnesis resulta tan importante. El paciente puede insistirte sobre una serie de síntomas que tú estimas irrelevantes. Cada paciente percibe esos síntomas de manera distinta. Mientras unos restan importancia a un pinchazo en el pecho, otros lo consideran un aviso de muerte inminente. Y es tu tarea como médico analizar también el factor psicológico. Eso es muy evidente en el tema del dolor, ya que cada paciente lo percibe de un modo distinto. Hay quienes lo toleran más y quienes lo toleran menos; quienes más sufren de dolor suelen ser los que mejor lo toleran. Aquellos que no han tenido nunca ningún dolor fuerte, dramatizan un pequeño pinchazo pectoral. Son ese tipo de percepciones las que tenemos que saber ver y matizar en ese interrogatorio.

LA EXPLORACIÓN FÍSICA Y LA AUSCULTACIÓN

La observación es otra parte fundamental. Hay que mirar, tocar y oír; comprobar si las piernas o el hígado están hinchados, tomar el pulso para saber si es regular o irregular, mirar el estado general... La exploración nos da pistas que pueden ratificar, o no, lo que hemos deducido en la anamnesis.

Escuchar el corazón es básico en cualquier revisión médica. Se hace con el fonendoscopio, ese aparato que llevamos los médicos siempre encima y que nos permite apreciar mejor los ruidos tanto del corazón como de los pulmones, así como otros sonidos internos del cuerpo.

La auscultación se hace para comprobar si hay algún soplo o alguna válvula estropeada, si el ritmo del corazón es correcto o si hay algún otro ruido extraño. Existen toda una serie de signos de problemas que se pueden detectar simplemente auscultando al paciente, y que luego se pueden corroborar con otros aparatos más sofisticados y precisos.

Todo este proceso de exploración se ha tecnificado mucho en los últimos años. Antiguamente había grandes maestros de la anamnesis y de la exploración física. Observaban a un paciente y, a partir de un detalle, hacían un diagnóstico certero. Esa pericia se ha perdido bastante. Hoy el cardiólogo solicita inmediatamente un electrocardiograma, que refleja muchas de esas cosas que podríamos haber deducido con la exploración.

EL ELECTROCARDIOGRAMA

Es el gran elemento de análisis que tenemos actualmente los cardiólogos. No es invasivo, no duele, su coste es bajo y nos ofrece una gran cantidad de información importante sobre el funcionamiento del corazón, sobre su morfología y su funcionamiento eléctrico. Asimismo, nos muestra si las cavidades están bien, si hay alguna más grande o más pequeña, si están dilatadas, si hay alguna arritmia o si se ha producido algún infarto. Todos estos datos aparecen reflejados en un electrocardiograma.

En esta prueba, unos electrodos recogen la información eléctrica del corazón. Ya dijimos que el corazón tiene un sistema eléctrico y esa electricidad que genera se puede registrar. Los parches que ponemos en todo el cuerpo del paciente no son más que esos electrodos, unos receptores que captan la señal eléctrica. Puede extrañar que pongamos tantos, pero el motivo es que cada uno observa el corazón desde un sitio distinto. Como el corazón tiene tres dimensiones, si lo captáramos solo desde un punto no podríamos verlo más que desde esa posición. Por tanto, ponemos varios electrodos que lo miran desde un plano frontal (delante) y desde otro horizontal (de lado).

Todas esas rayitas que aparecen cuando nos dan el resultado del electrocardiograma son lo mismo, pero son el resultado de observar el corazón desde una posición diferente. Son doce controles. De esta manera, el médico puede reconstruirlo tridimensionalmente desde un punto de vista eléctrico. Si se detecta un problema, sabremos en qué parte está: si arriba o abajo, a la derecha o a la izquierda.

EL ECOCARDIOGRAMA

Esta es otra de las tres pruebas básicas que el cardiólogo realiza en cualquier revisión médica. Si vemos alguna cosa que no nos acaba de cuadrar, la siguiente exploración que siempre hacemos es el ecocardiograma, la tercera prueba obligada en una primera fase.

Se trata de un aparato que nos permite visualizar el corazón (las cavidades, las aurículas, los ventrículos y también las válvulas) y determinar si están funcionando correctamente.

Aquello que hemos sospechado con la exploración y el electrocardiograma nos lo va a confirmar el ecocardiograma. Por ejemplo, una persona de ochenta años a la que le hemos detectado un soplo. El electrocardiograma ha mostrado que su corazón está dilatado y nos ha hecho sospechar que la válvula que abre paso a la aorta se ha calcificado y no funciona bien. Esta prueba nos lo acaba de confirmar.

Este dispositivo funciona gracias a una característica de las ondas sonoras denominada efecto Doppler, que explica por qué, cuando oímos una sirena de un coche patrulla o de una ambulancia, el sonido es más agudo a medida que el vehículo se acerca. El aparato manda unas ondas al órgano que estamos analizando y estas ondas vuelven rebotadas tras chocar con ese órgano; de este modo, el aparato logra reproducir la densidad de la estructura en la que ha rebotado (en este caso, el corazón). Así pues, podemos ver en directo y con movimiento lo que está haciendo. Si se contrae bien y si todas las válvulas funcionan. Mientras que el electrocardiograma nos informa de la parte eléctrica, el ecocardiograma nos informa de la estructura física.

Se trata del mismo aparato que vamos a encontrar en las consultas de los ginecólogos para observar el feto. Por tanto, es una prueba totalmente inocua y muy precisa. Los modelos son tan sofisticados que hoy podemos ver perfectamente la circulación de la sangre y una distinción de los flujos por colores: el aparato marca en rojo la sangre que va hacia delante y en azul la que va hacia atrás. De esta manera, puedo analizar cómo se comporta la corriente sanguínea en cada una de las cavidades, al entrar y al salir.

6

¿QUÉ OTRAS PRUEBAS REALIZA EL CARDIÓLOGO?

LA PRUEBA DE ESFUERZO

Durante la visita inicial podemos tener la sospecha de que un paciente quizá sufre un problema, ya que nos explica que después de un ejercicio no se recupera como antes o que ha tenido que parar porque el corazón se le ha disparado mucho más de lo habitual. Estas son señales de que ese problema se relaciona con el esfuerzo físico, y hay una prueba empírica para comprobarlo: la prueba de esfuerzo.

El procedimiento consiste en hacer que el individuo camine en una cinta o pedalee en una bicicleta estática con un electrocardiograma incorporado. El médico hace que el paciente realice un esfuerzo, que varía dependiendo de cada caso. Hay diferentes estadios de esfuerzo, dependiendo de lo que estamos buscando. Vamos incrementando el ejercicio de manera progresiva, con lo que irá aumentando la frecuencia cardíaca. Lo que buscamos es que se repitan los síntomas que el paciente nos ha explicado para relacionarlos con los datos que nos ha dado el electrocardiograma.

Si tienes un dolor de pecho cuando corres —que sospechamos que es por una angina de pecho—, cuando realizas la prueba de esfuerzo y se te reproduce el dolor, en el electro vamos a ver cambios que nos confirmarán que tienes un problema en una arteria coronaria por la que no pasa bien la sangre. Lógicamente, paramos allí el procedimiento y pasamos a otro tipo de pruebas.

En el caso de que el paciente tenga palpitaciones, lo que se busca con la prueba de esfuerzo es que se le acelere el corazón mientras está haciendo el ejercicio. Como está controlado, podremos ver si esa taquicardia es la que se produce de forma normal al hacer el esfuerzo o se le ha disparado el corazón de un modo extraño. Hay arritmias que se disparan porque la persona segrega un exceso de adrenalina. Ese sobrante provoca una taquicardia anormal, y en esta prueba puede comprobarse.

El hecho de que se haga el ejercicio en la cinta o en la bicicleta no implica ningún cambio. En general, los centros de salud suelen contar con las dos opciones y el paciente es quien elige con cuál trabaja más cómodo. Cada vez se impone más la cinta. La gente mayor, sobre todo, suele preferirla. Una y otra modalidad ofrecen el mismo objetivo, que es el de aumentar la frecuencia cardíaca con el esfuerzo. No hay un tiempo establecido de duración de la prueba; esta puede variar porque el objetivo es llegar a una determinada frecuencia cardíaca.

El baremo que marcamos los médicos es el siguiente: el paciente ha de llegar a una frecuencia máxima de 220 pulsaciones por minuto menos su edad. Por ejemplo, un individuo de 40 años debería llegar a 180 pulsaciones por minuto y uno de 60 años a 160, como máximo. No hay ninguna diferencia significativa entre hombres y mujeres para realizar la prueba. La regla de pulsaciones máximas es la misma para ambos sexos.

Cuando llegamos a esa frecuencia y no ha aparecido ningún síntoma, paramos. Entendemos que, según señala la prueba, el paciente está bien, pues ha llegado a la frecuencia máxima de pulsaciones que él requiere y la ha superado sin problemas. Su corazón se ha comportado adecuadamente.

EL *HOLTER*: CONTROLADO LAS 24 HORAS

Si el paciente nos explica que tiene palpitaciones de forma ocasional que no aparecen necesariamente cuando hace un esfuerzo y que no parecen relacionadas con ningún momento en concreto, lo que hacemos es monitorizar su corazón. Para ello, le colocamos un *holter* (que adopta el nombre del norteamericano Norman Holter, el científico que ideó los primeros modelos de este monitor durante los años sesenta). Este aparato es un registrador del electrocardiograma permanente. Incorpora unos parches y un pequeño dispositivo que va registrando la actividad del corazón. La duración de la grabación varía, según lo que queramos observar. Así, puede ser de 24, 48 o 72 horas. Durante todo ese tiempo se registran datos sobre el paciente.

Este tipo de aparatos son útiles para casos en los que, por ejemplo, el paciente explica que nota palpitaciones después de las comidas y que son muy breves, por lo que no le da tiempo a ir al ambulatorio a hacerse un electrocardiograma. O para aquellos pacientes que notan palpitaciones mientras están durmiendo. Entonces, les colocamos el *holter* y esperamos a que durante uno o dos días, en los que hacen su vida normal, se reproduzcan los síntomas que refieren y que el aparato los registre.

También es muy útil para casos en los que una persona indica desmayos momentáneos. El aparato tiene un botón que permite señalar un momento concreto del día. Así, cuando tienes uno de esos desmayos, aprietas el botón y el médico busca en esa franja horaria que tú has marcado si ha habido alguna alteración que pueda explicar su causa. Aunque los desmayos no son siempre atribuibles al corazón. El *holter* puede registrar unas palpitaciones normales y, por tanto, el desmayo se deberá a otras razones. Puede ser un problema de la presión o del azúcar, o un desarreglo neurológico, pero lo que es seguro es que no será cardíaco, porque tenemos la evidencia de que el corazón funciona bien.

La monitorización también ha avanzado mucho. El *holter* es útil para un máximo de tres días. Más allá de ese plazo se traba y no registra bien los datos. No obstante, existen otras opciones: hay parches que se enganchan en la piel y duran de ocho a diez días; camisetas que registran también los datos del electrocardiograma y que pueden funcionar correctamente un mes. Y en los casos extremos —por ejemplo, alguien que se desmaya una vez cada tres o seis meses— implantamos un chip bajo la piel del paciente, que puede registrar permanentemente la actividad eléctrica durante tres años, que es lo que dura su batería. Estos aparatos están conectados con el centro médico y envían la información directamente al ordenador de la consulta. La señal llega vía telemática y cada día se recibe un informe del paciente.

Esta monitorización tampoco es inmediata. No hay que pensar que, como el paciente está monitorizado, el médico se va a enterar al momento de cualquier cosa que le pase. Estos aparatos transmiten la información cada día a una hora determinada. Suele ser por la noche, ya que el chip está conectado a un aparato, que suele estar al lado de la cama y que emite la información al centro médico. A la mañana siguiente, el centro médico tiene todos los registros de los pacientes que están monitorizados. El sistema está programado para que se destaquen los pacientes en los que se ha registrado alguna señal anormal y al médico le aparecen esas alarmas.

LOS DISPOSITIVOS QUE PUEDES TENER TÚ

La tecnología ha evolucionado hasta el punto de que hay dispositivos de uso doméstico para conocer el ritmo cardíaco en cualquier momento. Así pues, cada persona puede controlar sus pulsaciones de manera muy sencilla. El aparato más usual es el pulsómetro de banda, un dispositivo que tiene una banda que se coloca en el pecho. Se puede llevar tanto si se corre como si se nada y envía la señal a un receptor, normalmente en forma de reloj, que muestra en una pantalla el número de pulsaciones. También los relojes inteligentes incluyen una función de frecuencia cardíaca.

Lógicamente, en todo este mercado hay diferentes calidades y precios, y no todos los aparatos tienen la misma fiabilidad. Pueden ser útiles para tener una referencia, pero no para hacer un diagnóstico.

Yo hace tiempo que tengo incorporada a mi teléfono móvil una pequeña placa que, acompañada de una aplicación, también mide las pulsaciones de modo riguroso. Resulta útil porque puede dar un primer diagnóstico de urgencia al momento. Una vez me pasó con un familiar. Estábamos comiendo, él empezó a encontrarse mal y tuvo un síncope. No sabíamos si se trataba de una muerte súbita o simplemente de una lipotimia (un pequeño desmayo). De modo que utilicé el dispositivo del móvil y vi que el corazón le latía algo más despacio, pero comprobé que no estaba sufriendo una fibrilación ventricular. Así que me tranquilicé al instante, porque ya sabía que no era grave.

Esta misma aplicación te permite contactar con un centro de cardiología al que le envías los resultados para que te confirmen si todo es correcto. Esto es importante para un problema concreto, la fibrilación auricular, que puede provocar un ictus en el corazón. En otro tipo de patologías, conociendo simplemente el pulso cardíaco no podemos hacer un diagnóstico.

Estoy convencido de que, de una manera u otra, buena parte de la población tendrá controlado su ritmo cardíaco en el futuro. Solo en Estados Unidos ya hay más de un millón de usuarios que tienen esta aplicación móvil, cuya principal ventaja consiste en que muchas visitas al cardiólogo se pueden resolver telemáticamente. Sin embargo, también tiene una faceta negativa: está creando muchos enfermos imaginarios. El hecho de estar constantemente monitorizados, y que los usuarios puedan enviar los datos de cada extrasístole que notan, tampoco es bueno, ya que genera demasiada medicalización innecesaria.

LA RESONANCIA MAGNÉTICA

Es otro aparato que nos permite ver el corazón. La diferencia respecto al ecocardiograma, que también muestra la estructura del órgano, es que la resonancia ofrece una calidad de imagen que nos deja diferenciar el tipo de tejido. Puedes distinguir, así, entre tejido sano y tejido enfermo dentro del corazón. Con el ecocardiograma ves si se mueve o no, pero el corazón aparece como un todo. Con la resonancia puedes examinar el espesor del tejido o qué trozo está afectado por un infarto. Se trata de una imagen mucho más sofisticada.

Las resonancias solamente las haces cuando sospechas que ha habido un infarto, para saber qué parte del corazón ha quedado infartada (sin riego sanguíneo), o cuando sospechas que hay alguna enfermedad que afecta al músculo cardíaco, entre las que no está solo el infarto. También hay algunas enfermedades que pueden provocar que el músculo no vaya bien. Por tanto, es una prueba de mayor precisión.

No es un procedimiento que entrañe peligros, aunque puede resultar algo pesado. Exige inyectar al paciente un contraste, que pasa a través de la sangre y permite captar las imágenes de los órganos. Esta sustancia, en muy raras ocasiones, puede provocar reacciones alérgicas. Además, exige que el paciente pase inmóvil 40 minutos en el interior de un cilindro, lo que puede provocar algo de claustrofobia. Ahora hay algunos nuevos aparatos más abiertos para evitar ese agobio.

LA RADIOGRAFÍA DE TÓRAX

Es la radiografía tradicional. Está cada vez más en desuso porque genera radiación que, como hoy sabemos, se acumula a lo largo de la vida en el paciente y entraña un riesgo remoto, pero cierto, de provocar cáncer. Puede solicitarse en el caso de personas que están hospitalizadas para ver cómo están sus pulmones. En pacientes descompensados puede servir para comprobar que no tengan un edema de pulmón (una acumulación de líquido en los pulmones, normalmente causada por una insuficiencia cardíaca). Pero, como prueba inicial, a estas alturas es raro que se pida en la consulta del cardiólogo. Con un electro y un ecocardiograma podemos obtener suficiente información.

EL SPECT, LA MEDICINA NUCLEAR

Puede haber casos en que sospechamos que hay una enfermedad isquémica (provocada por la obstrucción de las arterias), como una angina de pecho, y en que la prueba de esfuerzo no ha sido concluyente, porque no nos lo ha aclarado del todo. La siguiente prueba que nos puede sacar de dudas es el SPECT (sigla en inglés de tomografía computarizada de emisión monofotónica). Se trata de una gammagrafía del corazón, una de las técnicas de la medicina nuclear. Se le inyecta al paciente un contraste nuclear y se le pide que haga otra prueba de esfuerzo.

El contraste se va a situar en las zonas donde llega oxígeno. Si hay una parte del corazón a la que no le llega, aparecerá en la pantalla del SPECT con un color diferente.

Pese al respeto que pueda dar usar terminología como *marcador nuclear*, hay que quitarle todo el dramatismo. Es un marcador sin ningún efecto secundario, ya que no transmite energía nuclear a la persona. Se activan unos fotones y unos protones, que tampoco vamos a explicar aquí en detalle, y que son totalmente inocuos.

EL ESCÁNER

Otra de las pruebas utilizadas para detectar patologías isquémicas es el TAC (tomografía axial computarizada) o escáner. Es una prueba de rayos X, igual que la radiografía, secuencial. Se trata de hacer muchas radiografías alrededor de una zona del paciente, para ver cualquier órgano en todo su contorno. También requiere inyectar un contraste, que nos permitirá ver, en nuestro caso, el árbol coronario (las arterias del corazón y sus derivaciones). Con el TAC (o angiotac coronario, como se denomina este en concreto) podemos detectar si hay alguna arteria afectada por una obstrucción.

La parte positiva de esta técnica es que te permite ver las arterias de una manera no invasiva. No necesitas meter un catéter por el cuerpo. De hecho, es la única prueba que te muestra cómo están las arterias. El ecocardiograma nos deja ver el corazón, como músculo, pero no las coronarias. Por tanto, nos es muy útil. Sin embargo, no se puede hacer alegremente a cualquiera porque no podemos olvidar que se realizan muchas radiografías al mismo tiempo y que los rayos X entrañan sus riesgos. En este sentido, aunque los nuevos modelos han reducido mucho los niveles de radiación, sigue habiendo una exposición a ella.

No voy a demonizar esta técnica porque la hemos usado durante muchos años y nos ha funcionado muy bien. Lo cierto es que antes se hacían radiografías con bastante frecuencia, pero ahora hay una tendencia mundial a reducir en lo posible la exposición a la radiación y a realizar esta prueba solo en los casos estrictamente necesarios. En algunos centros médicos, el angiotac coronario se ha convertido en la primera prueba por la siguiente razón: si todo lo que hacemos (prueba de esfuerzo, resonancia, SPECT) es para prevenir el ataque de corazón, ¿por qué no miramos directamente las arterias y nos ahorramos las otras pruebas? ¿Es mejor esta actitud? No hay una respuesta clara. Ciertamente ves cosas, pero a base de irradiación. Y luego te queda la duda de qué vas a hacer con esa información. El hecho de observar una placa de calcio en una coronaria no significa forzosamente que aquello progrese y acabe taponando la arteria. Si no hay ningún signo, ¿conviene arriesgarse con una intervención quirúrgica a quitar una placa que no está perjudicando el corazón? Porque también la intervención quirúrgica comporta riesgos. Puedes perforar la arteria o provocar un infarto durante la intervención, o puede que la placa de calcio se suelte y tapone la arteria en otro punto más abajo.

Si convirtiéramos esta prueba en obligatoria en las revisiones rutinarias a los mayores de 60 años, seguro que podríamos encontrar lesiones. Un 20% de los pacientes de la tercera edad seguramente tendrán alguna alteración en las arterias y solo en el 5% de los casos será relevante. En este supuesto, podrías acabar recomendando a un 15% de los pacientes que se sometiera a una operación que, en su caso, sería innecesaria. Por tanto, revisiones sí, pero ojo con exagerar los controles. Realizar muchas pruebas significa que tendrás mucha más información; no que todos esos datos sean relevantes desde una perspectiva médica.

7

LAS PRUEBAS INVASIVAS: ¿QUÉ ES EL CATETERISMO?

Hasta ahora hemos tratado las pruebas no invasivas, aquellas que no implican ninguna intervención quirúrgica, y más allá de que en algunas hay que inyectar un contraste, no entramos en el organismo. Todas esas pruebas que hemos descrito no se le van a hacer necesariamente a un paciente. Si encuentro una sospecha clara de una angina de pecho, no necesitaré hacer la prueba de esfuerzo. Haré directamente un angiotac para comprobar dónde está el bloqueo. Pero si lo veo claro, puede que ni siquiera realice al angiotac, sino que programe antes que nada un cateterismo.

Esta es una prueba exploratoria que enlaza de forma directa con la intervención quirúrgica, puesto que cuando realizas un cateterismo, al ser una prueba invasiva, muchas veces ya aprovechas para solucionar el problema en la misma intervención.

El cateterismo consiste en colocar un catéter, un tubito de plástico que se introduce por la arteria radial (en la muñeca) o por la arteria o la vena femoral (en la ingle) y se dirige hasta el corazón. El cateterismo puede ser de dos tipos: coronario, que se utiiiza para ver las arterias, o electrofisiológico, que se emplea para ver el sistema eléctrico.

CATETERISMO CORONARIO:
LAS ARTERIAS POR DENTRO

El cateterismo coronario es un tubito hueco, como si fuera una pajita minúscula, por el que podemos pasar el instrumental para operar. Primero inyecto un contraste a través del tubo que me posibilita visualizar el árbol de las arterias coronarias. Toda esta operación se hace con una cámara de rayos X y un monitor, que permite al cardiólogo trabajar por dentro. Si ves que tiene una obstrucción en un punto, introduces a través del catéter una guía, un hilo muy fino, que atraviesa la obstrucción. Junto a la guía metes un balón. Cuando alcanza la obstrucción, hinchas el balón y así aplastas la porquería que haya contra la pared de las arterias, de manera que vuelve a dejar el paso libre. A este procedimiento lo llamamos angioplastia.

La experiencia —pues las primeras operaciones se hicieron en la década de 1980— nos ha mostrado que a veces la angioplastia, al cabo de unos años, no seguía siendo efectiva y que la arteria se volvía a tapar. Por eso, ahora el balón lleva incorporada una malla. De esta forma, al inflarlo, la malla rodea la pared de la arteria y evita que se vuelva a tapar. Esa malla se llama *stent*.

También en los *stent* ha habido una evolución. Hemos pasado de colocar una simple malla metálica a que esa malla vaya recubierta de un fármaco que evita que se vuelva a producir la arterioesclerosis en ese punto. El próximo paso será el *stent* reabsorbible, que aún está en fase de estudio.

El cateterismo no es doloroso en absoluto, por lo que se hace sin anestesia. Hasta hace cinco años se realizaban mayoritariamente por la arteria o la vena femoral, a través de la ingle. Hoy, en el 90% de los casos se prefiere entrar por la radial, pinchando en la muñeca. La ventaja está en que en lugar de tener que estar ocho horas con la pierna quieta sin moverte, para comprobar que se cierra bien la herida de la arteria, ahora basta con quedarse una hora con una venda compresiva. Casi todo se hace de manera ambulatoria. En total, la operación apenas dura media hora cuando se trata de un cateterismo diagnóstico. Si es un cateterismo terapéutico, dependerá de la complejidad de lo que se vaya a hacer. Entonces, puede durar de una a varias horas. Si hay que actuar en diferentes arterias, en zonas difíciles de llegar, con recovecos, se necesitará más tiempo, obviamente.

LOS RIESGOS MÁS HABITUALES

No voy a negar que, como toda intervención, el cateterismo tiene ciertos riesgos (pocos, pero no descartables). Por eso se ha de realizar cuando hay una sospecha bastante alta de obstrucción. Los cateterismos blancos, que es como llamamos a los que al final no detectan ningún problema, no pasan del 20%. Un criterio de calidad de un departamento de cardiología es, precisamente, que el número de cateterismos que se hagan sin encontrar patología alguna no pase de ese 20%. Así, un centro donde el 80% de los cateterismos salen sin patología está dando un mal servicio. No están haciendo bien las pruebas previas.

Los riesgos más habituales son el sangrado, los hematomas o la rotura de la arteria mientras se introduce el catéter. Entonces tiene que venir el cirujano cardiovascular a repararlo. También puede ocurrir que estés trabajando en el corazón y provoques un desgarro en la arteria coronaria o que incluso esta se rompa al meter el tubo. Asimismo, puedo intentar abrir la coronaria y no solo no conseguirlo, sino que se me cierre más al empujar y sea yo el que provoque un infarto en el paciente.

Ese tipo de complicaciones son comunes en todas las pruebas invasivas. Por eso hemos insistido en el capítulo anterior en la importancia de asegurar un diagnóstico con otras clases de pruebas.

EL ESTUDIO ELECTROFISIOLÓGICO: MIRANDO LA RED ELÉCTRICA

Esta prueba sirve para examinar y tratar los problemas eléctricos del corazón. Con ella, vamos a estudiar cómo circula la electricidad. Nos servirá, por tanto, para ver si tiene un bloqueo, algún cable extra o conexiones donde no tendría que haberlas que provoquen cortocircuitos. Nos servirá sobre todo para comprobar problemas de taquicardias y bradicardias (pulsaciones demasiado rápidas o demasiado lentas) que, en general, tienen su razón de ser en la parte eléctrica del corazón.

Empecemos por las taquicardias. Lo que buscamos con este tipo de cateterismo es encontrar esos circuitos que se disparan y trastornan el pulso normal. Podemos hacer que el corazón se dispare excitándolo con estímulos eléctricos. Para ello, el catéter habrá de ser distinto del que usábamos en las coronarias. Ahora no hablamos de un tubo hueco, sino de un conducto con un electrodo eléctrico en su interior que permite registrar la electricidad y mandar, a su vez, impulsos eléctricos. Gracias a ese electrodo registro la electricidad natural del corazón y veo cómo se distribuye.

Si estoy haciendo un cateterismo porque el paciente tiene taquicardias, lo que hago es intentar activar esa taquicardia para ver por donde va. A lo mejor el paciente tiene la taquicardia una vez cada mes o cada dos meses. Con el catéter puedo provocarla en ese momento. Entonces intento localizar un circuito de la red eléctrica que sea indispensable para que se produzca esa taquicardia. Para que lo pueda eliminar ha de ser lo suficientemente aislado y estrecho. Y eso es lo que hago: corto ese puente como quien corta un cable. La manera que tenemos de cortarlo es quemándolo, mandando calor por el catéter. A este procedimiento lo llamamos ablación. En ocasiones, se hace congelando este punto del circuito. En lugar de transmitir calor, se envía nitrógeno líquido por el catéter, que provoca la congelación inmediata de las células.

Si tienes bradicardias significa que tienes las pulsaciones demasiado bajas o incluso que se han parado momentáneamente. Esto puede provocar que te desmayes por no recibir suficiente oxígeno en el cerebro, porque el marcapasos ha dejado de funcionar (paro sinusal) o porque los cables por los que pasa la electricidad se han estropeado. Con el estudio electrofisiológico observaremos cómo están el marcapasos y los cables. Si vemos que esos cables están gastados, lo que puede ocurrir con la edad, y que por tanto hay peligro de que el sistema deje de funcionar, la solución será colocar un marcapasos artificial. Esa operación ya es más complicada y se hace más adelante. Ese marcapasos hará las funciones de los cables que ya no funcionan.

8

FACTORES DE RIESGO NO MODIFICABLES: ¿QUÉ PUEDES HACER?

En las enfermedades cardíacas hay tres tipos de factores de riesgo que pueden incidir en la probabilidad de padecerlas:

- **Factores no modificables.** Son aquellos que no dependen de nosotros y que, por tanto, no podemos cambiar: el sexo, la edad y la genética. Cada uno de ellos nos viene dado y no podemos hacer nada al respecto. Tenemos la edad que tenemos, el sexo y la herencia que hemos recibido de nuestros padres. Por eso, estos factores nos tienen que servir exclusivamente de aviso para conocer los riesgos que suponen y actuar en consecuencia. El objetivo es que, si ya tienes uno de ellos, al menos prestes atención a tu forma de vida y no aumentes más la posibilidad de sufrir un problema cardiovascular añadiendo otros factores de riesgo.
- **Factores modificables que me vienen dados.** Son los que no dependen de nosotros, pero en los que podemos actuar para que nos afecten lo menos posible. Aunque no tenemos la culpa de que nuestro cuerpo sea como es, podemos actuar para que no nos afecte o lo haga muy levemente. Estos

factores son, básicamente, el colesterol, la hipertensión y la diabetes, tres enfermedades en las que el estilo de vida va a incidir sustancialmente sobre el tratamiento.

- **Factores modificables.** Son aquellos que dependen exclusivamente de nosotros y que no hay ningún motivo por el que tengamos que sufrirlos. Es nuestra voluntad la que decide y tenemos la suerte de que, además, son los que más incidencia tienen, por lo que está en nuestra mano ponerles remedio y ganar muchos puntos en nuestra salud. Tienen bastante que ver con el tipo de vida que llevamos. Esencialmente son el tabaquismo, el sobrepeso y el sedentarismo.

Como hay mucho que decir sobre todos ellos y existen muy buenos y sencillos consejos para revertir estos riesgos, los analizaremos ampliamente en los próximos capítulos. Por ahora veremos los tres primeros, para que cada uno sepa en qué punto está de la línea de riesgo.

SEXO: SER MUJER BENEFICIA

Lo hemos comentado ya en varios puntos del libro, por lo que no es necesario extenderse mucho más. Las estadísticas médicas han dado pruebas evidentes de que las mujeres tienen menos riesgos de padecer problemas de corazón. La principal conjetura, puesto que en principio no hay diferencias entre el corazón de un hombre y el de una mujer, es que las hormonas femeninas, que actúan durante el tiempo en que la mujer es fértil, tienen propiedades cardioprotectoras. Las mujeres sufren muchos menos infartos que los hombres entre los cuarenta y los cincuenta años. A partir de la menopausia, esta protección se reduce y aumenta la incidencia de infartos, aunque siguen siendo más bajos que los de los hombres. En el cómputo global, aumenta el número de mujeres que sufren infartos, pero es porque hay más mujeres en edades avanzadas que hombres. Por decirlo de una forma simple, las mujeres tienen más vida por delante para tener riesgo de infarto. Este factor intrínsecamente positivo no lo será tanto en nuestra sociedad, mientras que no cambiemos los hábitos adquiridos entre los médicos y persista el desconocimiento de las mujeres, en general. Hasta hace pocos años, dada la evidencia de que la mujer no tenía casi infartos, se descartaba sistemáticamente que el dolor que presentaba una mujer se pudiera deber al corazón. Tampoco se había estudiado bien qué síntomas provoca el infarto en las mujeres, que no son siempre exactamente como los del hombre, con lo que ni la paciente era consciente de la urgencia ni el médico lo diagnosticaba adecuadamente. Ambas circunstancias hacen que a la mujer se le empiece a tratar del infarto más tarde; en ocasiones, demasiado tarde. Los datos señalan que muere un 6% más de mujeres que de hombres después de sufrir un ataque de corazón. Por suerte, estos sí son factores reversibles y, de hecho, cada vez hay más conciencia de que el infarto en la mujer es diferente.

LA EDAD

Hablar de la edad es complejo porque no tenemos una clasificación muy clara. Es obvio que a medida que te haces mayor, hay más posibilidades de sufrir un infarto. A partir de los cuarenta o cuarenta y cinco años —cincuenta y cinco años en el caso de las mujeres— tenemos más riesgo de sufrir un infarto de miocardio. Es un factor evidente avalado por las estadísticas y por las características físicas de hombres y mujeres. A esas edades, nuestras arterias pueden empezar a reflejar de forma más clara los primeros síntomas de desgaste. Ha pasado tiempo suficiente para que se hayan podido acumular placas de grasa (ateroma) en la pared interior de las arterias, que propician que se taponen y que se produzca el infarto. Por tanto, es el momento de empezar a cuidarse. Hay que estar más atento a la alimentación, hacer ejercicio de forma saludable, sin excesos, y empezar a hacer controles médicos rutinarios para estar seguros de que no se nos escapa ninguno de los otros factores de riesgo que podamos tener, y que podemos modificar.

Hace treinta años, cuando yo empecé a estudiar medicina, esos criterios eran otros. Se establecía que los infartos aparecían en los hombres a partir de los sesenta años y, en las mujeres, a partir de los setenta. Actualmente, la media de edad que se toma de referencia ha descendido prácticamente quince años. De este modo, la patología isquémica es una enfermedad que cada vez afecta a gente más joven. Ahora no es excepcional ver a una persona de cuarenta años con un infarto, cuando antes prácticamente no te encontrabas ningún caso. Cada vez se suman más de los otros factores de riesgo que veremos para hacer que la edad sea un valor cambiante. Es casi innecesario decir que si queremos que la edad vuelva a retrasar la línea de riesgo de los cuarenta y cinco a los sesenta años, se tendrá que hacer bastante más caso de los consejos que los médicos no nos cansamos de repetir y que en nuestra sociedad mucha gente obvia.

A partir de los sesenta o sesenta y cinco años la incidencia de casos de infarto va aumentando. Así, cuanto mayor es la población, más aumentan los diagnósticos de arterioesclerosis, por el proceso de envejecimiento natural de las arterias. En la mayoría de los casos hablamos del envejecimiento natural debido a la edad, pero en algunos otros se añade el daño a las arterias producido por no haber llevado una vida suficientemente saludable.

Paralelamente, como ya hemos visto, los progresos de la sociedad pueden alargar cada vez más la vida de nuestro corazón, pues estamos curando muchas de las enfermedades que antes causaban la muerte. Esta longevidad demuestra, paradójicamente, que cada vez influye menos la edad como factor determinante.

Hoy hay gente que llega a los noventa años con unas arterias impolutas, seguramente muy rígidas, algo inevitable con el paso de los años, pero tan limpias como las de un chico joven.

LA HERENCIA GENÉTICA

La genética y la importancia de la herencia en el estudio de las enfermedades es un concepto reciente, que está evolucionando constantemente. Cuando yo estudiaba, la clase de genética duraba un día. Hoy esta área forma parte de todas y cada una de las especialidades de medicina porque se ha avanzado en el conocimiento genético de cada enfermedad. Por esa razón, es un aspecto en el que aún estamos aprendiendo.

Hay enfermedades del corazón claramente genéticas, que se transmiten de padres a hijos porque se produce una mutación. Un ejemplo es la miocardiopatía hipertrófica, una enfermedad grave, que cuando la padece un progenitor, hay un 50% de posibilidades de que los hijos la tengan. Es una de las causas de muerte súbita en los deportistas. Por eso, es importante detectarla y evitar la práctica de deporte si se padece. En eso no hay ninguna influencia del entorno. O se te transmite, o no. Es cuestión de suerte.

En la cardiopatía isquémica no se produce algo así. No hay ningún gen dominante que pueda hacer que, si la tuvo un antepasado, tú la padezcas. Es lo que llamamos una enfermedad poligénica. Sabemos que hay muchas mutaciones y cada una de ellas puede provocar algún tipo de alteración en mi organismo (hipertensión, colesterol, diabetes, etc.), lo que no quiere decir que yo forzosamente vaya a presentar alguno de estos problemas. Son los factores modificantes los que pueden facilitar, o no, su aparición. Y, juntando todos los factores, se forma un perfil genético específico que hace que se tenga más o menos predisposición a tener arterioesclerosis o a padecer un infarto.

Si vienes de una familia en la que la primera causa de muerte entre tus ascendientes es el infarto de miocardio, tendrás que extremar las precauciones. Esto, desgraciadamente, se ha de considerar como una lotería. Uno tiene unos números que ya le vienen dados, que son los factores genéticos. Cuando naces te dan esos números, que son tuyos para siempre. Luego hay otros números que tú vas a poder comprar, o no. Cuantos más números compres, más posibilidades tienes de acabar teniendo un problema cardíaco. Si tienes pocos números de nacimiento porque en tu familia hay muy buena herencia cardiovascular, pues enhorabuena. Los riesgos son bajos. Si, por el contrario, tienes unos antecedentes poco favorables, lo que has de intentar es no comprar números extras (como sobrepeso o tabaquismo), porque tu riesgo ya es suficientemente elevado. Hay que jugar con esta idea, ya que no podemos cambiar quienes somos. Pero podemos cambiar nuestra actitud ante la vida para que, como decíamos, no nos den más números de los que ya tenemos.

Dicho esto, hemos de tener cuidado con culpar de todo a la genética en el caso de los infartos. Me he encontrado con pacientes que me dicen que su abuelo, su tío y su padre murieron de un ataque al corazón. Aunque es cierto que hay una sospecha clara de herencia genética, también lo es que todos tenían unos patrones de vida parecidos: a todos les dio de comer la abuela, que cocinaba con mucha grasa, tenían sobrepeso y eran sedentarios. Por tanto, hay un factor externo importante, aunque también pueda haber un condicionante genético.

Si tuviste solo un tío que tuvo un infarto, no hay que dejarse llevar por el pánico. Es probable que, investigando, lleguemos a la conclusión de que el tío tuvo otros factores de riesgo (quizá fumaba o no hacía deporte), antes que el genético. Si mi padre y mi abuelo tuvieron un infarto antes de los cincuenta años y en casa no había otros factores de riesgo, sí pensaremos en que los factores genéticos tienen peso. No significa que lo vayas a tener tú, pero, por si acaso, cuídate especialmente.

¿VALE LA PENA HACERSE UN ANÁLISIS GENÉTICO?

Lo que hay que dejar claro es que se cree que un análisis genético puede sacarnos de muchas dudas y eso tampoco es verdad. Se ha avanzado mucho en las enfermedades monogénicas, que son las enfermedades que están ligadas a un gen muy determinado, como es el caso de la mencionada miocardiopatía hipertrófica o la hipercolesterolemia familiar, que te provoca un colesterol alto ya de pequeño. Tienes ese gen y vas a desarrollar la enfermedad. Espero que quede claro, después de lo explicado, que esto no tiene nada que ver con el infarto de miocardio. No tenemos un gen que provoque infartos. Aunque tenemos un abanico de conceptos genéticos que pueden darnos pistas, no somos capaces de hacer un análisis genético y concretar tu riesgo exacto de padecer infarto.

Cuando me piden un análisis genético, les pregunto: ¿para saber qué? ¿Si tienes algo? Algo tendrás, porque todos tenemos miles de mutaciones en nuestro ADN. Pero pueden ser irrelevantes. No provocan ninguna afectación concreta y nuestro propio ADN las va a reparar. Además, se trata de mutaciones que no voy a saber interpretar. Si no sé qué tengo que buscar, es absurdo hacerlo. Otra cosa es que me digas que tu padre tiene la miocardiopatía hipertrófica. Entonces vamos a buscar ese gen en tu padre y vamos a ver si tú lo has heredado. Pero si no lo encontramos en él, tampoco vamos a saber si lo has heredado. Los análisis genéticos indiscriminados están absolutamente contraindicados. Todos esos anuncios que te animan a hacer un análisis de ADN no tienen ningún sentido hoy en día. Lo que provocan, es que los pacientes lleguen asustados a la consulta con un informe en el que figuran treinta mutaciones. «¿Mire lo que me han encontrado?», te dicen. Y tú te quedas con cara de tonto y les has de aclarar que hoy ni tú ni nadie sabe lo que significan esas mutaciones.

9

FACTORES DE RIESGO QUE PUEDES CAMBIAR

Si yo soy diabético, tengo el colesterol alto o soy hipertenso, sufro factores de riesgo que no puedo evitar. Los asumo, aunque no tengo por qué quedarme de brazos cruzados, como si determinaran un destino inevitable. Puedo hacer mucho para que no me afecten. Controlar esas enfermedades dependerá del estilo de vida hasta en un 70% de los casos. En algunos de ellos, seguramente, tendremos que contar también con la ayuda de medicamentos, pero mi actitud ante estos problemas va a ser fundamental para que me afecten lo menos posible y el riesgo cardiovascular sea mínimo.

LA HIPERTENSIÓN: UN VALOR CLAVE

La tensión es la resistencia que ofrecen nuestras arterias para que les llegue la sangre. Estas son unos tubos por los que pasa la sangre que sale del corazón y, según su estado, pueden ser más o menos flexibles. Si tengo unos tubos muy flexibles, que aceptan fácilmente la sangre, mi corazón puede trabajar relajadamente. No tiene que esforzarse por hacer pasar la sangre por esos tubos. Si tengo una tensión alta significa que mis arterias están endurecidas, en tensión, y son muy poco elásticas, por lo que reciben la sangre ejerciendo resistencia. Las arterias no son «amables», con lo cual, para enviar la misma sangre, el corazón ha de hacer mucho más esfuerzo. Por tanto, lo estoy forzando para que trabaje. Si consiguiera relajar las arterias, mi corazón también estaría más relajado y sufriría menos.

La hipertensión, por tanto, se produce cuando hay un endurecimiento de las arterias. Este puede ser un proceso natural, que aumenta con la edad, pues con los años las arterias van perdiendo flexibilidad. Por eso, lo normal es que, cuanto mayor seamos, haya más probabilidad de ser hipertensos. Es la norma, pero tampoco es un factor inamovible. En un momento determinado, puede desaparecer esa tensión por otros mecanismos neurológicos que hacen que, a pesar de que se haya endurecido, la arteria no tenga tanta capacidad de resistencia y se dilate más. El consejo será que, a medida que envejezcamos, pongamos más atención en el control de nuestra tensión.

¿CUÁNDO SE CONSIDERA ALTA?

La tensión se mide mediante dos valores: la máxima y la mínima. La primera es el volumen máximo de sangre que llega a la arteria cuando expulsamos esa sangre del corazón. La mínima es el grado de elasticidad de esa arteria. Una se obtiene con la contracción del corazón y, la otra, con la relajación. Es tan importante un dato como el otro. La primera, la tensión sistólica, nos indica que las pulsaciones son muy potentes y que el corazón se está llenando mucho de sangre porque le está costando mucho enviarla. La segunda, la mínima o tensión diastólica, nos indica cómo está tu arteria desde el punto de vista de la elasticidad.

En algún momento, podemos tener la tensión alta. Si es puntualmente, no pasa nada. A veces, es simplemente lo que llamamos hipertensión de bata blanca. Sabemos que cuando una persona se pone nerviosa la tensión sube (en concreto la máxima, que es la que está más sometida a cambios inducidos por nosotros mismos) y la mera visita al médico ya provoca esa reacción. Por eso se recomienda cada vez más que la tensión se tome a horas diferentes e, idealmente, más de una vez, para saber las cifras exactas.

Cuando me encuentran la presión por encima de 140, de tensión máxima (también denominada alta), y la mínima igual o superior a 85 (la baja), se considera que son valores altos. Si me la he estado comprobando regularmente y, pese a que intento llevar una vida normal, siempre sale así de alta, debo deducir que soy hipertenso. Es probable que, si analizamos la trayectoria familiar, mi padre o mi abuelo fueran hipertensos y que haya un componente genético. Ante esta situación, tengo dos opciones: empiezo a seguir inmediatamente un tratamiento antihipertensivo, y que sea la medicina la que me arregle el problema, o intento modificar algunos hábitos para ver si puedo controlar la hipertensión de manera natural.

Puedo modificar dos hábitos muy concretos:

- **Hacer un poco más de ejercicio** para mantenerme en mi peso ideal. Es muy habitual que los hipertensos estén por encima de ese peso. Controlarlo bajará, sin duda alguna, mi presión arterial.
- **Reducir el consumo de sal**, que es uno de los factores fundamentales en la aparición de insuficiencia cardíaca y en la acumulación de líquidos en el organismo. Eso no quiere decir que tengamos que «torturarnos» toda la vida sin volver a tomar sal. Lo único que planteo es que hay que evitar los alimentos con un alto contenido en sal.

También puedo retirar el salero de la mesa, cocinar con menos sal, y evitar los alimentos precocinados —que son muy salados— y las conservas. Siguiendo estos consejos básicos, bajaremos de forma notable la ingesta de sal.

Con estos dos consejos, la mitad de las personas a las que se les ha detectado hipertensión conseguirán reducirla.

¿POR QUÉ TENGO QUE VIGILAR LA TENSIÓN?

Cuando la tensión sube y con cada latido la sangre sale impulsada a mucha presión, estamos forzando el corazón, como hemos dicho. Por otro lado, esa sangre golpea las arterias con fuerza, en una agresión continua que hace que los vasos se inflamen. Por causa de esa inflamación, las paredes de la arteria se estrechan y la sangre circula todavía peor. Entramos en una especie de círculo vicioso. A más presión, más inflamación; a más inflamación, más cuesta que la sangre pase y, cuanto más difícil es que pase la sangre, más presión tendrá que hacer el corazón. Si además se acumulan grasas, es mucho más fácil que en esas vías tan estrechas se acabe produciendo un atasco, y que tengamos una angina de pecho o un infarto.

Y no es solamente por el riesgo de infarto. El esfuerzo que hace el corazón cuando hay hipertensión provoca que el músculo cardíaco se vuelva más irritable y se produzcan más arritmias.

DIABETES: CONTROLA TU AZÚCAR

La diabetes es una enfermedad que se desarrolla porque nuestro cuerpo no es capaz de asimilar la glucemia (el azúcar), lo que provoca que nos suban los niveles de azúcar en sangre. Esto se detecta en los análisis de sangre rutinarios, por lo que es recomendable hacerse uno cada dos años como mínimo y, a medida que envejecemos, anualmente. Hay dos tipos de diabetes. La diabetes tipo 1 o insulinodependiente es más especial. Suele aparecer en la infancia o durante la juventud, en una edad en la que habitualmente aún no se hacen análisis de sangre. Por tanto, se detecta a través de signos externos, como los siguientes: nuestro hijo bebe mucho líquido, se orina incluso en la cama, cuando antes no lo hacía, adelgaza y está cansado. En este tipo de diabetes, el páncreas no produce la insulina necesaria para poder asimilar el azúcar. La insulina es la encargada de degradarlo para que podamos absorberlo. Si no tenemos esa insulina, el azúcar se va a quedar permanentemente en la sangre. Es, pues, un problema cuyo origen está en el páncreas. Para suplir esa carencia, los pacientes que padecen este tipo de diabetes necesitan inyectarse insulina externa cuando toman alimentos con azúcares. Esos pacientes han de estar siempre controlados, pues sabemos que hay múltiples riesgos si no se es estricto con las recomendaciones que han de seguir —por eso, se miden los niveles de azúcar con frecuencia y se inyectan la insulina extra para equilibrarlo cuando comen—. En caso contrario, las complicaciones pueden ser múltiples: alteraciones en los riñones, en la retina y en el corazón, es decir, en todos aquellos órganos en los que se produce un microcircuito interno para funcionar adecuadamente. La diabetes hace que los pequeños vasos sanguíneos que hay en esos órganos se estropeen y acaben produciendo problemas que pueden ser serios: en la retina, ceguera; en los riñones, insuficiencia renal; y, en el caso del corazón, infarto.

Al hablar de los síntomas, ya hemos mencionado que, como además la diabetes afecta a las células neuronales, puede distorsionar la percepción de dolor que llega al cerebro. Si los sensores nerviosos que hay en las arterias del corazón no dan la señal de alarma, un paciente diabético puede sufrir un infarto sin darse cuenta o con un dolor muy débil, que no le hace sospechar, en lo más mínimo, la gravedad de su estado. Estos pacientes son los mismos que pueden sufrir el llamado pie diabético, aquellos que tienen una úlcera en el pie porque no les llega la sangre a los pequeños vasos sanguíneos de esta extremidad. Están afectados por el exceso de azúcar que ha calcificado excesivamente esos vasos y, a pesar de la aparatosidad de la herida, no son conscientes de que sufren una úlcera. La percepción de dolor es nula. La diferencia con las alteraciones en el corazón es que en el pie puedes observar la úlcera y tomar medidas, mientras que en el corazón estas pasarán desapercibidas hasta que hayan provocado un gran daño o hasta que hagamos una revisión médica y veamos signos de que se ha sufrido un infarto.

Por tanto, una vez diagnosticados, estos diabéticos son pacientes a los que les hacemos con frecuencia pruebas de riñón, de fondo de ojos y, por descontado, de corazón. Existen varios factores que pueden contribuir a su aparición, como los genéticos, básicamente, y algunos virus. En los últimos años se ha avanzado mucho en los tratamientos y los controles de la enfermedad. La diabetes tipo 1, que también se conoce como diabetes juvenil, pues aparece mayoritariamente durante la infancia o la adolescencia, es crónica. Pese a que es la más grave y todavía no se ha encontrado cura para ella, tiene hoy unos pronósticos de vida muy altos. Las inyecciones de insulina y los controles permiten llevar una actividad prácticamente normal.

La diabetes tipo 2 es menos grave y mucho más frecuente. Se cree que su aparición puede tener una cierta relación con nuestro estilo de vida. Las personas que padecen diabetes tipo 1 suelen ser jóvenes, de complexión atlética o que practican deporte de forma habitual. Por tanto, el estilo de vida no tiene nada que ver con la enfermedad. En la de tipo 2 sí son frecuentes los pacientes con sobrepeso, con rutinas sedentarias y que no siguen una dieta equilibrada, por lo que una buena parte del exceso de azúcar se debe a que se ingiere más cantidad de la que se gasta. Si es tu caso, la buena noticia es que tienes mucha parte de responsabilidad en controlar tu diabetes. Si haces ejercicio, mejoras la dieta y dejas de tomar dulces en exceso, probablemente no vas a necesitar ningún tipo de tratamiento. Alrededor del 80% de los afectados por la diabetes tipo 2 van a tenerla bajo control si se cuidan y siguen estos consejos, que no son más que los propios de un estilo de vida saludable, como veremos más adelante.

Aunque no son el cien por cien de los casos, también he de señalarlo, porque en medicina nada es blanco o negro. Desgraciadamente para algunos, puede que te hayas cuidado toda la vida y, a pesar de no tener factores de riesgo evidentes, que te diagnostiquen diabetes tipo 2. Ya hemos dicho que esta enfermedad no depende solo de nosotros y que puede afectar a las personas que más se cuidan, aunque son una excepción. En estos casos tendremos que buscar otros métodos de seguimiento. Aunque repito que el 80% de los pacientes se controlan pesándose regularmente y siguiendo una dieta saludable.

La diabetes tipo 2 es una de las enfermedades cuya incidencia está creciendo más en nuestra sociedad, porque están aumentando los casos de obesidad. Estudios recientes establecen que, si seguimos en la progresión actual, de aquí a diez años más de la mitad de la población tendrá sobrepeso (el 80% de los hombres y el 55% de las mujeres). Si se consigue controlar este sobrepeso, se conseguirá un mayor control de la diabetes. ¿Pero qué pasa en nuestra sociedad de consumo? Que es más fácil tomar una pastilla para controlar el azúcar que dejar los malos hábitos de consumo y de alimentación. Pero ese no es el camino. Con la medicación, aunque compensas con un fármaco algo que podrías equilibrar de manera natural, solo estás tratando la diabetes, y no todas las demás consecuencias de la obesidad, como la hipertensión arterial, la angina de pecho, los dolores musculares, etc.

EL COLESTEROL

El colesterol es un factor fundamental en la génesis de la arterioesclerosis. El colesterol es grasa y nuestro organismo la necesita porque es una fuente de energía. Pero tenemos que consumirla. Existen dos tipos de grasas: las que se conocen como colesterol bueno y las que se denominan colesterol malo. El bueno es el que es capaz de unirse al colesterol malo y arrastrarlo, para eliminarlo de la circulación sanguínea. Por tanto, si tenemos mucho colesterol bueno seremos capaces de eliminar el malo. Si tenemos mucho del malo y poco del bueno, no lo eliminaremos.

Estos datos aparecen en los análisis de sangre con unas siglas en inglés. Las que corresponden al colesterol bueno son HDL (high density lipoprotein), que quieren decir lipoproteínas de alta densidad. Para designar el colesterol malo se utilizan las siglas LDL (low density lipoprotein), cuyo significado es lipoproteínas de baja densidad. La grasa no puede circular por la sangre si no está envuelta en una proteína. Según a qué tipo de proteínas se una la grasa, se convierte en una lipoproteína LDL (mala) o en una proteína HDL (buena). Por buscar un símil, son como pelotitas. Las de alta densidad son mejores porque son muchas, más pequeñas y circulan mejor que las pelotas gruesas de lipoproteínas, que son pocas y de densidad baja.

¿Por qué el colesterol malo es perjudicial? Pues porque provoca que se formen las placas de ateroma: hace que nuestras arterias se endurezcan, que esa grasa se vaya acumulando, poco a poco, con lo que las arterias se van haciendo más rígidas y se va taponando el paso de la sangre. Este proceso acaba provocando una obstrucción. No es un tapón en sí, sino que, si esa placa de grasa acumulada se rompe, por decirlo de una forma entendible, va a supurar como si fuera un grano de pus dentro de la arteria. La sangre va a identificar esa grasa como una agresión y se va a defender haciendo un coágulo, que es el que acaba taponando la arteria y provocando el infarto. Por tanto, todo lo que podamos hacer para evitar que esa grasa se acumule nos aleja del riesgo de infarto. Lo primero, aunque sea obvio, es no tener tanta grasa. Se puede controlar siguiendo una norma sencilla: tanto como, tanto gasto. Yo tengo un colesterol que ya me viene dado, bueno y malo. Si tengo mucho del bueno, estoy genéticamente protegido, porque se va a encargar de arrastrar el malo. Así que tengo un buen margen para no estar tan preocupado por las grasas que como. En caso contrario, si tengo poco colesterol bueno, y además no me cuido, aumentará el colesterol en sangre.

Por consiguiente, las primeras medidas que deben seguir aquellos a los que la naturaleza no les ha dotado de mucho colesterol bueno es reducir el consumo de productos que tienen colesterol malo y practicar ejercicio para quemarlo. Si con eso no es suficiente, habrá que administrar fármacos que logren el efecto que no se alcanza con el colesterol bueno: enzimas que vayan metabolizando y eliminando las grasas. Esto se consigue con las estatinas, un tipo de medicamento que deshace ese colesterol malo y que ha significado uno de los grandes avances en farmacología en los últimos cincuenta años, porque no siempre se consigue bajar el colesterol de forma natural. No son la mayoría, pero hay personas que se cuidan, sin sobrepeso, cuya dieta es variada y que, aun así, la naturaleza les ha negado tener suficiente colesterol bueno y enseguida acumulan colesterol. En esos casos, estos fármacos ayudan. El resto de pacientes tendrían que acudir a ellos solo en última instancia. Sin embargo, no puede ser la solución para todos los pacientes. Los fármacos siempre tienen efectos secundarios y no se pueden administrar a la ligera. Las estatinas, por ejemplo, producen dolores musculares a algunos pacientes. Por esa razón, hay que optar antes por medidas dietéticas.

¿CUÁL ES EL NIVEL ADECUADO DE COLESTEROL?

En los análisis, el dato del colesterol es la suma del bueno y del malo. Si el nivel del colesterol bueno es 100 y el del malo también lo es, es una situación ideal, pese a tener 200 en total. Incluso si el valor del bueno es 100 y el del malo es 150, que sumados dan un resultado por encima de la recomendación máxima, que es 140, tampoco es preocupante. El colesterol bueno es tan alto que compensa la gran cantidad del malo. Pero si tengo un nivel de 10 del colesterol bueno y 120 del malo, pese a que en total mi colesterol no pasa de 130, mis posibilidades de tener un infarto son altas. Tengo un colesterol por debajo de 140, pero es que todo el que tengo es malo. Por tanto, hay que tener cuidado al hablar del colesterol global. Es una cifra que nos ayuda, porque en general el colesterol bueno se mantiene entre 30 y 60 en la mayoría de la gente, y podemos hacer el cálculo. Si tienes el colesterol alto, el médico te va llamar la atención porque rara vez te sube tanto el bueno como para compensar el malo. Puede haber excepciones, pero no suele ser así.

Por tanto, más que por el hecho de que suba excesivamente el colesterol de forma global, actualmente los médicos nos empezamos a preocupar cuando hay un nivel bajo del bueno (el HDL), ya que no compensa el colesterol malo. Además, hemos de analizar las circunstancias. Si ya tenías un problema cardíaco, seremos más estrictos. Nos interesa que tu colesterol malo esté siempre bajo, a poder ser por debajo de 100. En este caso, te administraremos estatinas aunque tengas cifras normales, porque queremos ser especialmente rigurosos con el colesterol para minimizar el riesgo al máximo.

También habrá otras excepciones. Si tienes ochenta y cinco años, no has tenido nunca ningún problema cardíaco y llegas a la consulta con un nivel de colesterol algo alto, es poco razonable obsesionarse con tratarlo. Igual que no hay que obsesionarse con la presión un poco alta. Hay que ser más pragmático. El colesterol es un asunto a largo plazo: un problema al que prestamos atención pensando en cómo puede afectar a nuestras arterias en diez o veinte años. En función del historial clínico, en una persona mayor hay que pensar bien si hay posibilidad de que ese colesterol desemboque en problemas cardíacos. Lo digo porque la sociedad tiende a simplificar los problemas a un número.

¿CUÁLES SON LAS GRASAS BUENAS Y MALAS?

No todas las grasas son iguales. Hay algunas especialmente peligrosas para las arterias. Por ello, su aporte en la dieta no debería superar el 10%. Las menos recomendables son:

- **Las saturadas.** Normalmente provienen de fuentes animales (embutidos, casquería y carnes rojas), aunque las grasas vegetales como el aceite de palma y de coco también son de este tipo.
- **Las grasas trans.** Se calcula que consumir más de 5 gramos de este tipo de grasas al día aumenta hasta un 25% las posibilidades de sufrir un infarto. Se encuentran en toda la comida rápida, en los precocinados y en la bollería industrial, y se utilizan porque, con ellos, los alimentos conservan sus propiedades y su sabor por más tiempo.

Las grasas insaturadas, por el contrario, te benefician porque aumentan los niveles de colesterol bueno. Las hay de varios tipos:

- **Monoinsaturadas.** Entre ellas, destaca el ácido oleico (omega 9), componente principal del aceite de oliva y muy recomendable para la salud porque, además de disminuir el riesgo cardiovascular, previene el desarrollo de ciertos tumores. También lo encontrarás, aunque en menor cantidad, en los frutos secos como las avellanas y las almendras.
- **Poliinsaturadas.** Forman parte de ellas los ácidos grasos omega 6 y omega 3. Son esenciales porque el organismo es incapaz de fabricarlos por él mismo y solo se consiguen a través de la dieta. Además de controlar el colesterol malo en sangre, regulan la presión arterial, la respuesta inflamatoria y la coagulación sanguínea. Son ricos en este tipo de grasas buenas los aceites de semillas (especialmente de girasol, maíz y soja), los frutos secos, los pescados azules y las algas.

¿SON NECESARIOS APORTES DE OMEGA 3?

Durante los últimos años han ido apareciendo productos comerciales que ayudan a controlar el colesterol. Me refiero sobre todo a los productos con suplementos de omega 3, que como hemos apuntado antes, es grasa buena y ayuda a controlar el colesterol. Yo, en todo caso, prefiero los alimentos ricos en omega 3, como el pescado, que ya sabemos que es bueno. Lo mejor es comer salmón, atún o sardinas tranquilamente con la familia o con los amigos. Si en lugar de comer pescado, te tomas una pastilla de omega 3, se pierde el concepto global que es el que da felicidad y es cardiosaludable. Por otro lado, soy muy escéptico con todos los productos «milagro». Sería igual si se tratara de una pastilla de taninos en lugar de beber una copa de vino tinto.

Respecto a los productos lácteos que también aseguran efectos beneficiosos, vuelvo a lo mismo. En el marco de una alimentación sana y variada, tomarlos me parece bien. Si ese producto te ayuda a que no comas otros más grasos o con más azúcar, resulta perfecto. Aunque, ¡ojo!, porque muchos de estos son muy dulces y los beneficios que te aportan por un lado, te perjudican por otro.

¿QUÉ PAPEL JUEGAN LOS TRIGLICÉRIDOS?

Puedes haber leído alguna vez que uno de los factores de riesgo vascular es la dislipemia. Este término designa simplemente el aumento en sangre de lípidos, que son, esencialmente, el colesterol y los triglicéridos. Los triglicéridos son otra forma de transporte y almacenamiento de grasa. Tienen un impacto menos directo en la cardiopatía isquémica, aunque así como el efecto del colesterol es claro, con los triglicéridos, nos faltan datos. Sabemos que forman parte de ese mundo metabólico de las grasas en el organismo y, por tanto, tenerlos altos, por encima de los 200 mg/dl, no ayuda. Además, si sus valores son muy altos, por encima de 500 mg, existe el riesgo de una pancreatitis aguda, que es una enfermedad caracterizada por la inflamación del páncreas. Sin embargo, no hay un problema cardíaco directamente relacionado con ellos. Tampoco hay un tratamiento específico para administrar al paciente cuando están altos ni tenemos recomendaciones concretas en ese caso. Por ello, se dan los mismos consejos que cuando tratamos el colesterol. Pocas veces hablamos de los triglicéridos como un elemento independiente y suelen estar asociados al colesterol y a malos hábitos alimenticios y de vida. Puedes encontrarte, ocasionalmente, a una persona con unos niveles normales de colesterol y unos valores de triglicéridos muy altos. Como suelen ser causados por una mala dieta, en cuanto equilibras la alimentación, compensas los triglicéridos. Sin embargo, también puede pasar lo contrario: el hecho de tener el colesterol alto no implica que tengas los niveles de triglicéridos altos.

A la hora de interpretar una analítica, encontrarás normalmente los datos del colesterol y los triglicéridos juntos. Antes hemos apuntado que el colesterol global es la suma del bueno y del malo, pero no es exactamente así. Si observas una analítica donde aparezcan las dos clases de colesterol y los triglicéridos, es probable que veas que los dos no suman tanto como el colesterol total. Se trata de un aspecto técnico sobre el que no hace falta entrar. Un asunto es el colesterol circulante y otro el total, que es el que aparece en la analítica. El total siempre es más alto que la suma. Lo que quería dejar claro es que en ningún caso se tiene que añadir a la suma la cifra de triglicéridos, porque no se cuentan para el colesterol. Se consideran aparte, aunque estén relacionados.

En medicina, hoy nos fijamos sobre todo en el cociente obtenido al dividir el colesterol bueno entre el malo. Se considera que un cociente de 0,5 es correcto, que correspondería, por ejemplo, a tener un nivel de 50 de colesterol bueno y de 100, del malo. Si tienes menos de 0,5 de cociente, ya no es correcto. Si tienes un nivel de colesterol bueno de 30 y de malo de 150, tienes un cociente de 0,2, lo cual es muy perjudicial. Lo ideal es acercarse lo más posible al cociente 1, que equivale al ejemplo que poníamos al principio del capítulo: tener un nivel de 100 de cada tipo de colesterol y que se compensen totalmente. Este cociente se conoce como aterogénico, porque controla el riesgo de que se creen ateromas.

10

FACTORES DE RIESGO QUE DEPENDEN DE TI

En los capítulos previos hemos hablado de los factores de riesgo que te vienen dados y con los que has de lidiar. Hay otros factores que sí dependen totalmente de nosotros y es decisión nuestra que crezca, o no, el riesgo cardiovascular. Fumar, vivir estresado, comer y beber de forma poco saludable o no hacer ejercicio son decisiones que yo puedo tomar y que van a aumentar, y mucho, mis opciones de sufrir un infarto.

EL TABACO: NO DEJES QUE TE CONSUMA LA SALUD

El tabaquismo es el gran problema. Es el principal factor de riesgo que se puede modificar y que más muertes provoca. El tabaco mata y mata mucho. Mata por cáncer, por enfermedades pulmonares crónicas y, por supuesto, por problemas de corazón. Desde un punto de vista cardiológico, que es el que nos ocupa, el tabaco es el factor de riesgo más importante en el caso de los infartos. Si consiguiéramos eliminar completamente el tabaco de nuestra sociedad, sin duda alguna reduciríamos entre un 20% y un 30% el número de infartos. Por tanto, todos los esfuerzos que se realizan para eliminar el tabaco son importantísimos.

En España se promulgó la ley antitabaco en el 2005 y se logró un significativo descenso de su consumo durante unos años. Se pasó de más de un 36% de fumadores en el 2003 a menos del 30% en el 2007. Lamentablemente, en apenas dos años el consumo comenzó a remontar. En los años posteriores fue subiendo poco a poco por encima del 30% y desde el 2015 el repunte ha hecho que las cifras sean parecidas a las que había antes de la ley. A pesar de que ya no se fuma en restaurantes, ni en edificios públicos y de la percepción de que la tendencia ha cambiado radicalmente, la realidad es que el número de fumadores vuelve a crecer de manera rápida. Es así de claro: hay tanta gente que fuma como antes.

Es aún pronto para ver los resultados que esto puede traer en lo que respecta a la salud cardiovascular. Hay estudios que ratifican que, efectivamente, a los tres o cuatro años de entrar en vigor la ley antitabaco, se había producido en España un descenso cercano al 10% en el número de infartos. Es realmente un descenso muy significativo. No tenemos aún datos concretos actualizados, aunque probablemente indicarán que el número de infartos ha vuelto a subir. Lógicamente, estas tendencias no se ven de un año para otro, sino que ha de pasar un tiempo antes de que los nuevos hábitos puedan reflejar una incidencia en la salud global de la población. Sin embargo, no hay que ser un experto en estadística para sumar dos y dos. Si sube el consumo de tabaco, sube el número de infartos.

¿QUÉ NOS HA PASADO?

Probablemente, tres lustros más tarde se ha perdido el ímpetu que generó la ley en su momento. Se han relajado las prevenciones. Hay una nueva generación de jóvenes que eran muy pequeños cuando se promulgó la ley y a los que no llegaron las campañas de concienciación. La consecuencia es que han quitado dramatismo al consumo de tabaco. Este ha aumentado muchísimo entre los jóvenes. También entre las mujeres. Hay que concienciar a nuestros jóvenes. Es responsabilidad de los adultos volver a insistir en campañas de concienciación centradas especialmente en la juventud. Es poco habitual que un adulto que deja de fumar lo retome al cabo de varios años. El peligro está sobre todo en esos jóvenes que no son conscientes del daño que el tabaquismo les supondrá en el futuro. Es muy fácil que alguien joven empiece a fumar. Casi una tercera parte de la población es fumadora, el consumo de tabaco sigue creciendo y eso es algo contra lo que hay que luchar intensamente.

Los sistemas substitutivos que se han aplicado no ofrecen ninguna confianza. Es verdad que los cigarrillos electrónicos no tienen las sustancias nocivas que se desprenden al quemar un cigarrillo tradicional, pero son una puerta de entrada al tabaco. Eso es un engaño. El que ha sido fumador —y yo soy uno de ellos— sabe que te puedes engañar de múltiples formas. Todo fumador puede dejarlo. Algunos lo consiguen y otros, no. Mi experiencia me indica que hay muy pocos fumadores que no quieran dejarlo. Lo que pasa es que encuentran la excusa para no hacerlo. Se están poniendo justificaciones: «Ahora voy a fumar menos», «voy a liarlo y tardaré más en encender otro», «voy a cambiarlo por el electrónico», «me pongo de fecha el año que viene», etc. Todo son mentiras. El fumador es un drogadicto y necesita la droga. Como drogadicto —todos los exfumadores lo sabemos— a la que te fumes un cigarrillo, en un mes volverás a fumar como antes. El tabaco es una droga muy adictiva y no vas a poder controlar tu dependencia, aunque creas que sí.

La única respuesta es tomar la decisión drástica de cortar por lo sano y no volver a probarla. Cuando un paciente me dice que ahora fuma menos, lo miro escéptico. En unas semanas fumará igual que antes.

Puede haber excepciones, claro que sí. Hay gente que toda la vida se ha fumado un cigarrillo al día y no ha pasado de eso. No los señalaré con el dedo. Si su nivel de tabaquismo está controlado en ese punto, se puede tolerar. El daño para su salud va a ser más limitado. Igual que el que se fuma un purito el domingo. Pero está estadísticamente estudiado: las personas que controlan este hábito son una minoría. El que ha sido fumador sabe que el primer cigarrillo lleva al segundo y, en un mes, se fuma un paquete diario. Por tanto, cualquier cosa que intente engañar al verdadero objetivo, que es dejar de fumar, es malo.

Te voy a dar algunas cifras estadísticas sobre la conveniencia de dejar el tabaco, para acabar de zanjar la cuestión. Son datos inapelables:

- Los fumadores de cigarrillos tienen el riesgo de sufrir una enfermedad coronaria entre dos y cuatro veces superior al de un no fumador.
- Superan en un 70% el riesgo medio de morir por una cardiopatía isquémica (la obstrucción de las arterias coronarias).
- Los fumadores de puros aumentan un 27% el riesgo de sufrir un problema cardiovascular.

Si dejas de fumar:

- El riesgo de muerte por cardiopatía isquémica se reduce a la mitad en dos años.
- En diez años ya es igual a la de los no fumadores.

SI SOY FUMADOR PASIVO, ¿ME PREOCUPO?

El tema del fumador pasivo fue el gran caballo de batalla que permitió impulsar las leyes de protección contra el tabaquismo. No se trataba tanto de que tú fumaras, sino de proteger a aquellos que sin fumar se veían perjudicados por el humo. Se había comprobado que, en otros niveles, el humo del tabaco afectaba la salud de los que convivían con el fumador, principalmente en el trabajo y en los locales públicos. Por eso, en todo el mundo se extendieron las leyes antitabaco. Yo creo que ese era el objetivo fundamental, además de ponérselo más difícil a los fumadores para seguir con su hábito. Y se consiguió plenamente. Hoy en día no hay lugares públicos en el que los no fumadores se puedan sentir atacados por el humo. Además, no ha pasado nada. Aunque se había advertido que eso perjudicaría económicamente a los locales de ocio, la gente ha seguido yendo sin mayores problemas a restaurantes y a bares. El que quiere fumar sale fuera y ya está. Incluso los fumadores agradecen el espacio sin humos para saborear más la comida. Se han adquirido nuevos hábitos incluso en las propias casas: los fumadores se asoman a la ventana o salen al balcón para fumar, ya que tienen una mayor conciencia sobre la necesidad de proteger al resto de los miembros de la familia.

La gente que hace años sufrió del tabaquismo pasivo no se ha de preocupar excesivamente. No más que el exfumador. Tal como hemos dicho, diez años después de que se deje el tabaco, el riesgo para la salud es el mismo que si no has fumado nunca. Todos aquellos que ya han dejado de verse sometidos al humo de los otros también han recuperado la normalidad pulmonar. Si hay alguna consecuencia positiva de la ley del tabaco es precisamente que se han reducido radicalmente los casos de enfermedades relacionadas directamente con el tabaquismo entre aquellos que no fuman. Y si pasas por una zona donde hay fumadores, en la entrada de los edificios, el daño que puedes recibir es anecdótico.

¿Y CON LA CONTAMINACIÓN?

Más preocupante es el tema de la contaminación en las grandes ciudades. Existen cada vez estudios más amplios que relacionan la polución ambiental con los problemas en nuestras arterias. Las consecuencias de la contaminación en enfermedades respiratorias son obvias. El impacto en la salud cardiovascular se produciría básicamente por el hecho de que las micropartículas suspendidas en el aire pueden pasar de los pulmones a la sangre e influir en la capacidad vasodilatadora de las arterias. Algún estudio sugiere que estas partículas podrían favorecer la coagulación de la sangre, con el consiguiente riesgo de padecer infartos. De hecho, existe una estadística del Instituto de Salud Carlos III de Madrid que confirma que se producen más muertes por infartos, ictus y cardiopatías isquémicas en los periodos de contaminación. El riesgo no es igual para todos. Los que ya tienen un problema cardíaco, como haber sufrido un infarto, y los mayores de 65 años, con unas arterias menos elásticas y que han convivido más años con la contaminación, tienen más riesgo.

Ese problema, el de la polución, es más difícil de erradicar, pese a que las autoridades son plenamente conscientes de él y se están aplicando medidas para reducirla. Tampoco todo tipo de contaminación es igual. Hay más preocupación por las partículas que origina la combustión de los motores de los automóviles y, en especial, la que se origina de los de diésel. Por eso, se han iniciado políticas que promueven la eliminación de este último tipo de motor. Ante un hecho constatado, vivimos en ciudades cada vez más grandes, solo queda intentar, en la medida de lo posible, no exponerse innecesariamente a estas partículas. Sabemos que están suspendidas en el aire por todas partes, pero aparecen más concentradas en zonas de mucho tráfico. Por tanto, hay que evitar ir por las calles con mayor circulación de coches en los días de aviso de contaminación alta, por ejemplo en verano, cuando han transcurrido varios días sin viento ni lluvia. Ese consejo está especialmente indicado si se va a hacer ejercicio físico, ya que al correr se respira más fuerte y seguido, y se aspiran más partículas.

UNA PANDEMIA LLAMADA SOBREPESO

La sociedad mundial está engordando. Un macroestudio del 2016 a nivel mundial llegaba a esta conclusión, después de analizar el índice de masa corporal —una relación entre el peso y la altura, que ahora veremos— de personas tanto en los países desarrollados como en desarrollo. La conclusión a la que se llegó es que hay una tendencia a comer mayor cantidad de alimentos más grasos, porque copiamos los hábitos de alimentación de las sociedades que menos tendríamos que imitar, como la estadounidense: una dieta basada en la comida rápida, con mucha carne, muchas grasas y mucho azúcar.

El sobrepeso es una pandemia. Es uno de los mayores problemas al que nos enfrentamos, porque acaba provocando un incremento de las enfermedades de la opulencia, como la hipertensión, la diabetes, el colesterol y, con ello, un aumento de los casos de infarto, de insuficiencia cardíaca, etc.

LA MEJOR FORMA DE MEDIRLO
¿Cuándo se considera que hay sobrepeso? Hay varios métodos para determinarlo. Una manera sencilla de detectarlo, y que es la fórmula que se ha extendido entre los profesionales de la salud, es con el índice de masa corporal que mencionábamos. La manera de calcularlo es dividiendo el peso por la altura (en metros) al cuadrado. Para una persona de 1,70 metros y 65 kilos el cálculo se hará así: 65/2,89, donde 2,89 se obtiene al multiplicar 1,70 × 1,70. El resultado, que es 22,49, estaría dentro de lo normal. Los valores considerados normales están entre 18,5 y 24,9. A partir de 25

ya se considera sobrepeso. Cuando este índice es de 30 o más, ya pasamos al estadio siguiente, la obesidad. Ya no es un simple factor de riesgo sino un problema de salud obvio que hay que tratar con mayor rigor.

La medida de la cintura también es un criterio para evaluar el sobrepeso. Consiste en pasar la cinta métrica alrededor del abdomen y a la altura del ombligo, después de haber expulsado el aire de los pulmones. Los hombres con más de 100 centímetros de perímetro abdominal y las mujeres con más de 89 tienen sobrepeso y, por tanto, más riesgo de sufrir enfermedades cardiovasculares y diabetes.

CÓMO PUEDES ACTUAR

Ante los casos de sobrepeso, en vez de proponer dietas hemos de recomendar algo más simple: gasta más energía de la que comes. Eso se consigue a base de conocer tu metabolismo y, sobre todo, de ser menos sedentario y más activo. Activo con sentido común. No hablamos de que te mates a correr o de que te apuntes a todos los torneos del mundo cuando en tu vida has hecho un deporte de manera rutinaria. Hablamos de andar más y dejar el coche, la moto o el autobús. Basta con ir caminando rápido a los sitios o en bicicleta, en las ciudades donde se está imponiendo el carril bici. También puedes optar por subir las escaleras a pie en lugar de ir por las mecánicas o en ascensor. Con hábitos de este tipo ya estás actuando de manera suficiente para modificar el metabolismo y cambiar la tendencia a seguir engordando.

La idea es muy sencilla: el cuerpo humano es el resultado de ingresos y gastos de energía. Ingreso energía comiendo cierta cantidad de calorías y a eso le tengo que restar lo que gasto en metabolismo. El metabolismo, dicho de manera simple, es el gasto fijo que hace mi cuerpo para seguir vivo. Hay personas hiperactivas, que para seguir vivas gastan mucha energía.

Todo su organismo va muy acelerado y consume mucho. Es el caso típico de esas personas que te explican que comen mucho, no hacen ejercicio y aun así no engordan. Por un lado, esa persona tiene suerte porque no padece sobrepeso; aunque por otro, ir todo el día acelerado tampoco es la manera más saludable de mantenerse en línea.

También te puedes encontrar con el caso contrario. Personas que no comen mucho y que tienen un metabolismo lento, que absorbe todos los alimentos sin desechar nada y cuyo cuerpo consume muy poca energía. Son los que te dicen: «estoy muy gordo para lo que como». Puede ser. Son casos de gente con mala suerte genética que les hace luchar siempre con la báscula. No obstante, esto de la dieta y el metabolismo es también una cuestión de percepciones. Me he encontrado casos de pacientes que se lamentaban de su situación, de que con nada engordaban, y después de analizar detenidamente su dieta, dices: hombre, eso de no comer nada...

Por tanto, incluso asumiendo que cada uno es diferente y con un metabolismo distinto, la regla sigue siendo válida para todos. Si tú estás acostumbrando a comer de una determinada forma y tienes sobrepeso, no te quedan más que dos salidas. Puedes comer menos o puedes gastar más energía. Si prefieres ingresar menos, deja el pan o la pasta y come más fruta y verdura. No tomes bebidas alcohólicas, que son muy calóricas. Si quieres gastar más, ponte a caminar a paso rápido, media hora al día. En esa media hora vas a consumir 200 calorías más. Si comes lo mismo que antes y has empezado a gastar 200 calorías diarias, en una semana no, pero en dos meses puedes haber perdido tres kilos, en seis meses, cinco. Tan simple como eso.

Los estudios sobre la obesidad han dado pruebas suficientes de que adelgazar sale a cuenta. Comparado con los que no han hecho dieta, los obesos que han conseguido perder diez kilos de peso:

- Reducen entre el 20 y el 25% los casos de mortalidad. Es decir, han fallecido cerca de una cuarta parte menos de los que se preocuparon e hicieron dieta.
- Reducen un 50% el riesgo de diabetes. Dicho de otra manera, en el grupo de los que no bajan peso hay el doble de diabéticos.
- Reducen un 10% los niveles de colesterol y bajan de manera significativa la presión, con la disminución del riesgo generalizado que conlleva, como vimos en el capítulo anterior.

Puedes analizarlo de la manera que quieras y siempre llegarás a la misma conclusión. Si no cambias nada en tu forma de vida, no vas a conseguir adelgazar. Me consta que hay quienes te dirán que necesitan de supervisión profesional. Alguien que les vea, les ponga una dieta personalizada y les diga exactamente lo que tienen que tomar en cada comida, que les marque unas pautas. Me parece bien. Si eso te ayuda mentalmente para conseguir tu objetivo, no pongo ninguna objeción. Lo importante es que sigas esta regla de consumir menos o gastar más. Y por descontado, hay que huir de las dietas milagro. Esas dietas que te garantizan una reducción de peso a base de un solo producto. Te pasas una semana comiendo solo aquello. El resultado es que tienes una reducción drástica y nada saludable de tu consumo de calorías que no te va a servir de nada. Al cabo de una semana, vas a volver a recuperar el peso. Ninguna de estas dietas ha demostrado ser eficaz a largo plazo y tienen un efecto rebote. El organismo puesto en tensión desde un punto de vista nutritivo, empieza a asimilar mucho más los alimentos que antes para recuperar las grasas que has perdido de una manera tan rápida. Así que en pocos días vuelves a tu peso anterior.

SI TE GUSTA MUCHO COMER...

Viene a la consulta gente lamentándose de que les gusta mucho comer y que están preocupados porque no quieren ganar peso y ponerse en riesgo. ¿Sabes qué puedes hacer en este caso? Haz ejercicio y podrás comer. Si la comida es importante en tu vida, te gusta comer bien e ir a restaurantes, pero sabes que corres el riesgo de ganar peso en exceso, contrarréstalo haciendo más ejercicio. Un disfrute de un lado demanda un esfuerzo del otro. Esa es la manera como seguirás con tu afición de *gourmet* sin ganar peso.

Otro consejo de sentido común: evita comer todo aquello con lo que engordas aunque lo comas en pocas cantidades, como postres muy dulces o bollería. Si eres muy goloso y te encantan los pasteles, intenta al menos que sean caseros y no industriales, que suelen tener grasas perjudiciales. Cuando te sirves un plato, ponte porciones más pequeñas y aprende a saborearlas más, a apreciar cada bocado.

SEDENTARISMO: NO TE QUEDES PARADO ANTE UN RIESGO MORTAL

Sobre la conveniencia de hacer ejercicio y qué tipo de ejercicio hablaremos en el siguiente capítulo. Aquí únicamente me gustaría hacer hincapié en la parte negativa de no practicarlo. El sedentarismo al que nos lleva esta sociedad es otra plaga totalmente evitable y que hace mucho daño. Repito, mucho daño. Quizá no somos conscientes de hasta qué punto. Como un todo, el sedentarismo se relaciona con sobrepeso y estilo de vida perjudicial. Es como un bucle en el que una cosa lleva a la otra.

Te dejo un simple dato contrastado por más de cuarenta estudios científicos diferentes: el ejercicio moderado consi-

gue una reducción de entre el 20 y el 50% de las enfermedades coronarias.

Fíjate, porque el dato es muy significativo. Si te mueves de
la silla o de la butaca, si aumentas mínimamente el rato que
dedicas a caminar, puedes bajar casi hasta la mitad el riesgo de padecer cualquier enfermedad de las que se habla en
este libro. Estoy seguro de que puedes acabar encontrando
unos 30 o 45 minutos cuatro o cinco días a la semana para
caminar rápido, ir en bicicleta o hacer alguna otra actividad.
No es necesario apuntarse a un gimnasio ni cambiar toda tu
vida. Vas a ver que puedes encontrar ese tiempo simplemente
analizando y variando un poco tus rutinas: salir un poco antes para ir al trabajo andando o ir a buscar la segunda estación de metro y no la más cercana. Depende de cada persona
y cómo organiza su tiempo. Si a eso sumas algún otro pequeño gesto —como no tener pereza de subir escaleras o levantarte de la mesa varias veces para coger las cosas y no pedir
que te las traigan—, ya cumples con los objetivos.

Riesgo de sufrir una enfermedad cardiovascular (ECV) en diez años en regiones de bajo riesgo, por género, edad, presión sanguínea sistólica, colesterol total y estatus de fumador.

Presión sanguínea sistólica (eje vertical) / **Colesterol mmol/L** (4 5 6 7 8) / **mg/dl** (150 200 250 300)

Edad 65

Presión	Mujeres No fumador					Mujeres Fumador					Hombres No fumador					Hombres Fumador				
	4	5	6	7	8	4	5	6	7	8	4	5	6	7	8	4	5	6	7	8
180	4	5	6	6	7	9	9	11	12	14	8	9	10	12	14	15	17	20	23	26
160	3	3	4	4	5	6	6	7	8	10	5	6	7	8	10	10	12	14	16	19
140	2	2	2	3	3	4	4	5	6	7	4	4	5	6	7	7	8	9	11	13
120	1	1	2	2	2	3	3	3	4	4	2	3	3	4	5	5	5	6	8	9

Edad 60

Presión	Mujeres No fumador					Mujeres Fumador					Hombres No fumador					Hombres Fumador				
	4	5	6	7	8	4	5	6	7	8	4	5	6	7	8	4	5	6	7	8
180	3	3	3	3	4	5	5	6	7	8	5	6	7	8	9	10	11	13	15	18
160	2	2	2	2	3	3	4	4	5	5	3	4	5	5	6	7	8	9	11	13
140	1	1	1	2	2	2	2	3	3	4	2	3	3	4	4	5	5	6	7	9
120	1	1	1	1	1	1	2	2	2	3	2	2	2	3	3	3	4	4	5	6

Edad 55

Presión	Mujeres No fumador					Mujeres Fumador					Hombres No fumador					Hombres Fumador				
	4	5	6	7	8	4	5	6	7	8	4	5	6	7	8	4	5	6	7	8
180	1	1	2	2	2	3	3	3	4	4	3	4	4	5	6	6	7	8	10	12
160	1	1	1	1	1	2	2	2	3	3	2	2	3	3	4	4	5	6	7	8
140	1	1	1	1	1	1	1	1	2	2	1	2	2	2	3	3	3	4	6	6
120	0	0	1	1	1	1	1	1	1	1	1	1	1	2	2	2	2	3	3	4

Edad 50

Presión	Mujeres No fumador					Mujeres Fumador					Hombres No fumador					Hombres Fumador				
	4	5	6	7	8	4	5	6	7	8	4	5	6	7	8	4	5	6	7	8
180	1	1	1	1	1	1	1	2	2	2	2	2	3	3	4	4	4	5	6	7
160	0	0	1	1	1	1	1	1	1	1	1	1	2	2	2	2	3	3	4	5
140	0	0	0	0	0	1	1	1	1	1	1	1	1	1	2	2	2	2	3	3
120	0	0	0	0	0	0	0	0	1	1	1	1	1	1	1	1	1	2	2	2

Edad 40

Presión	Mujeres No fumador					Mujeres Fumador					Hombres No fumador					Hombres Fumador				
	4	5	6	7	8	4	5	6	7	8	4	5	6	7	8	4	5	6	7	8
180	0	0	0	0	0	0	0	0	0	0	0	1	1	1	1	1	1	1	2	2
160	0	0	0	0	0	0	0	0	0	0	0	0	0	1	1	1	1	1	1	1
140	0	0	0	0	0	0	0	0	0	0	0	0	0	0	0	0	1	1	1	1
120	0	0	0	0	0	0	0	0	0	0	0	0	0	0	0	0	0	0	1	1

Colesterol mmol/L: 4 5 6 7 8
mg/dl: 150 200 250 300

RESULTADO

15% y más | 10% - 14% | 5% - 9% | 3% - 4% | 2% | 1% | < 1%

Fuente: Sociedad Europea de Cardiología (ESC).

11

EL ESTILO DE VIDA MÁS CARDIOSALUDABLE

Vamos al lado positivo. De la misma manera que hay factores negativos que aumentan el riesgo coronario y que podemos reducir en mayor o menor medida, existen otros factores que son protectores. Seguirlos puede reducir de una manera significativa esos «números de lotería» que hemos ido cogiendo en la vida en el sorteo de los problemas cardiovasculares. La dieta, el alcohol y la actividad física son los aspectos en los que vamos a centrarnos. Sobre todo ello se ha debatido, y mucho. Hay una gran cantidad de escuelas y creencias. Quizá te sorprendas con algunas ideas muy extendidas y que tenemos que matizar.

LOS BENEFICIOS DE LA DIETA MEDITERRÁNEA

Creo que hay que ir con cuidado cuando se habla de dietas y de consejos sobre cuál ha de ser el alimento más adecuado para nuestro corazón. El sentido común es el que tiene que prevalecer. Me he encontrado pacientes que, después de que se publicara un estudio sobre los beneficios de las nueces de California, vienen explicando que se hinchan de nueces. No niego que probablemente estas nueces son ricas en ácidos grasos poliinsaturados —necesarios y beneficiosos en la salud cardiovascular— y van bien como complemento. Por supuesto, no como dieta. Nadie se imagina hacer una dieta a base nueces, como tampoco sería lógico comer solo ensaladas.

El concepto de alimentación que recomendamos es el de la dieta mediterránea, lo que no quiere decir que otras dietas que también reivindican algunos médicos y nutricionistas, como la dieta atlántica —centrada en productos tradicionales de las costas gallegas— no sean válidas. Lo que hay que reivindicar es el concepto global de lo que implica la dieta mediterránea. Esa filosofía de vida supone una alimentación variada, con productos frescos, que incluya pescado un par de veces por semana, bastante fruta y verdura, en un entorno agradable, tranquilo, con sol, y la oportunidad de tomarse su tiempo para comer en buena compañía. Es decir, todo lo contrario de lo que puede exigir la agitada vida urbana, en la que comes una hamburguesa y unas patatas fritas en menos de una hora. La dieta mediterránea representa la antigua manera de comer un modelo que, desgraciadamente, ya no se sigue porque nuestro estilo de vida ha cambiado.

Hay que ser muy pragmático. Entiendo que no es fácil y no por ello voy a dejar de reivindicarlo. La manera en que se cocinaba antes era más correcta. Había un miembro de la familia que dedicaba tiempo en casa a preparar el menú. Se organizaba y sabía que un día tenía que poner pasta; el siguiente, pescado, patatas, arroz, pollo, verdura, etc. Los combinaba e iba organizando los menús de la semana, comida y cena, para que incluyeran todo tipo de nutrientes. Ese tipo de organización es la que se está perdiendo. Ahora no hay nadie que se dedique a la cocina. La solución pasa porque todos los miembros de la familia se impliquen. Convendría que hubiera más campañas de concienciación para que los adultos dedicaran más tiempo a la compra de alimentos frescos y a la elaboración de recetas tradicionales.

No hay que dejar este importante apartado de nuestra vida que es la nutrición en un segundo plano, como algo que se puede sustituir por un precocinado. Hay que intentar, en lo posible, recuperar las pautas de ese tipo de alimentación. Por suerte, algunos restaurantes ofrecen un menú diario que ha vuelto a esa filosofía. Es un paso en la dirección adecuada.

Otro paso importante sería que, desde la escuela, se generalizara la educación en estos valores. Me consta que hay programas de educación en los que se insiste en la necesidad de seguir una dieta variada, que educan en la igualdad de roles y en la conveniencia de que toda la familia, también los pequeños, aprenda a ir a comprar y a elaborar platos. En este sentido, reconozco que el éxito de los programas concurso gastronómicos y la popularización de los grandes chefs ha ayudado a que el gusto por la cocina haya ganado adeptos entre las nuevas generaciones. Pero no se puede quedar en un éxito momentáneo. La nutrición y saber cocinar ha de entrar en los planes de estudio, como entran los hábitos higiénicos, las Matemáticas o la Historia. Todo, también la alimentación, es importante para el desarrollo de la persona y para que tenga una vida sana y completa.

NO TE PROHÍBAS, MODERA EL CONSUMO

Por lo que respecta a la selección de platos, no soy partidario de prohibiciones tajantes. Por supuesto que hay que evitar costumbres que se ha demostrado que no son saludables y los abusos de cualquier tipo. Por ejemplo, evita comer carne roja a diario, pero por supuesto que puedes comer un bistec un día, igual que puedes tomar marisco. Eso sí, varía mucho, haz rotación de todo tipo de platos e introduce mucha verdura y fruta. Sentido común es lo que queremos los médicos, nada más.

¿Por qué no soy taxativo? Fíjate cómo han cambiado los conceptos en temas de nutrición. Hace cincuenta años el aceite de oliva estaba prohibido. Pensábamos que era un aceite tremendamente graso y que podía causar problemas en nuestro organismo. Hoy sabemos que es un tipo de grasa recomendable. Es un muy buen producto propio de la cocina mediterránea que nos ayuda a mantener el equilibrio de nuestras grasas y del colesterol. Hay que huir de los artículos que hablan de un producto en concreto. Ejemplos hay varios. Estudios puntuales que a veces son simples modas, como que dos o tres cafés pueden ayudar en la prevención de algunos problemas cardiovasculares. ¿Es cierto? Va a depender de las circunstancias. Puedes tomar un café y ver cómo te sienta. Si te produce palpitaciones, no sigas consumiéndolo, porque te vas a encontrar mal. En cambio, si te apetece, te sienta bien en el desayuno, o después de comer, y te ayuda en tu calidad de vida, te hace feliz, por supuesto que te lo pues tomar. Hay que ser muy práctico y no buscar nuevas invenciones. Creedme, casi todo ya está inventado.

EL DEBATE SOBRE EL ALCOHOL

Otro eterno debate es la conveniencia, o no, de tomar alcohol. El consumo de alcohol no es saludable, y menos en grandes dosis, y, por tanto, las bebidas de alta graduación no van a ser nunca una recomendación médica. Respecto a las de baja graduación, la única bebida en la que se ha encontrado evidencias científicas de un posible efecto beneficioso es el vino tinto. Sabemos que tiene unos componentes, los taninos, que seguramente desempeñan un efecto protector, por lo que puede ayudar a controlar la hipertensión y el colesterol de nuestras arterias.

No olvidemos que el alcohol es una droga y que hace daño a nuestro organismo. Es malo y, el alcohol concentrado, mucho peor. Los médicos hemos de tener mucho cuidado cuando comentamos este tema, porque puede dar lugar a malas interpretaciones. El alcohol por sí mismo no es un elemento cardiosaludable.

El vino tinto, en un consumo moderado, sí es saludable. Pero de ahí a decir que me puedo tomar dos cervezas y un destilado después de comer hay un pasito muy pequeño, y no es en absoluto a lo que nos estamos refiriendo. No voy a negar que haya intereses y que puedas escuchar versiones de todo tipo. Hay quienes afirman que el cava es bueno, que la cerveza también lo es o que un *gin-tonic* no es malo. Eso no es cierto. El alcohol es un tóxico. Es extraño para el cuerpo. No hay que minimizarlo, porque me encuentro pacientes que consideran que tienen un consumo mínimo o moderado y, cuando empiezas a sumar, te das cuenta de que en un día se han tomado tres cervezas, un carajillo después de comer, media botella de vino en la comida y media en la cena. Sumas los grados de alcohol y te das cuenta de que es una persona alcoholizada sin que él sea consciente de ello.

UNA COPA DE VINO NO VA MAL

Por tanto, el único mensaje es que un vaso de tinto no es malo e incluso puede ser beneficioso. El vino, además, encaja más en ese apartado que hablaba de calidad de vida y de consumo moderado y variado. Si te gusta el vino, no te lo prohíbas. Tal como te decía, el vino tinto lleva taninos, que son antioxidantes. Los antioxidantes son unos nutrientes que, según numerosos estudios científicos pueden tener un cierto papel en la prevención de enfermedades, entre ellas, el ictus y el infarto de miocardio. Por tanto, no hay nada que objetar a esa copa de vino durante las comidas, siempre que sea dentro del contexto de un consumo responsable para que el alcohol no se nos suba a la cabeza en exceso. Los taninos harán su función, y será un elemento positivo. Los cardiólogos, en general, aconsejamos esa copa de vino como un elemento no perjudicial, pero tampoco pensemos que te va a salvar la vida. No te lleves la idea de que, por tomar esa copa, tu corazón ya está protegido. Lo que te protege, seguramente, es todo el contexto que conlleva esa copa de vino. Con toda probabilidad, te la tomas sentado tranquilamente, compartiendo el momento con gente. Todo eso ayuda a que el vaso de vino te haga sentir bien y, como tú estás bien, tu salud se ve favorecida.

Aquellos que se acogen a esta recomendación para dar rienda suelta al consumo de vino y se acaban una botella en una comida, o que lo convierten en una costumbre y se toman un litro al día, ya saben que se están engañando. Lo que van a conseguir es perjudicarse y, en el peor de los casos, acabar con una cirrosis y el hígado destrozado. Es de sentido común darse cuenta de que no estamos planteando eso. Insisto porque encuentro, a menudo, muchos malentendidos. Un médico nunca te va a recomendar que te tomes más de dos copas. Tampoco te sentará bien tomar esa copa de vino solo y amargado. El consumo de vino moderado se enmarca en el concepto global de estilo de vida social, saludable y relajado que recomiendo.

EL EJERCICIO QUE TE CONVIENE

Todos tenemos que hacer ejercicio en la medida de nuestras posibilidades, teniendo en cuenta nuestra edad y nuestras capacidades. El sedentarismo no es un estilo de vida saludable. El ejercicio es muy necesario. Tenemos que tener nuestros músculos entrenados. Tienen que estar bien para sentirnos bien. Todos nuestros músculos. Los del cuerpo, en general, porque si están fuertes nos ayudarán a proteger mejor nuestros huesos y nuestras articulaciones. También habrá menos problemas de lesiones. Y por descontado, hay que ejercitarse para proteger el músculo más importante, el del corazón, porque sin él no hay vida.

Practicar ejercicio no significa únicamente hacer deporte competitivo. Puedes hacer deporte porque te gusta, porque es sano, beneficioso y entretenido; porque sociabilizas, te despejas y se incrementa la producción de una hormona, la serotonina, lo que te hace sentir más animado y vital. Podemos hacer una prolija lista de buenos motivos para hacer deporte. Por supuesto, si eres deportista, ya haces ejercicio. Sin embargo, no es lo único que planteamos aquí. Aunque no practiques mucho deporte, puedes llevar una vida saludable solo con que hagas algo de ejercicio moderado. La idea es mantenerse activo, en contraposición al sedentarismo.

Ejercicio moderado es caminar tres veces a la semana durante media hora o tres cuartos de hora. Eso es suficiente para mantener una vida sana y un estado físico adecuado a la salud de nuestro corazón. Es lo mínimo que recomendaría. Si ya has tenido algún problema cardíaco, te voy a aconsejar, seguro, un paseo de una hora al día. Cuando digo pasear me refiero a caminar algo rápido. No se trata de ir mirando escaparates. La idea es que llegues a casa un poco sudado y algo cansado, con la sensación de que has estado haciendo ejercicio. Aunque no se trata tampoco de que te agotes.

Esos minutos de ejercicio se pueden conseguir de muchas maneras y no es necesario que tengas que organizarte en exceso ni sacarle más tiempo al día. Por ejemplo, en las grandes ciudades, basta con que te bajes una estación de metro antes para llegar al trabajo o que te olvides del ascensor y subas a pie las escaleras. En lugar de pedir continuamente las cosas, puedes levantarte más a menudo de tu silla y hacerlo tú. También puedes usar menos el teléfono y desplazarte para hablar en persona con un compañero de otro departamento. Son pequeños cambios de hábitos que pueden ayudarte a hacer un poco más de ejercicio diario. Ya no tienes la excusa del «no tengo tiempo».

La mayoría de las veces el peso y el ejercicio están relacionados. Es raro que una persona activa, que se mueve mucho, tenga sobrepeso, a no ser que también tenga un apetito insaciable y coma por encima de su gasto energético, como vimos que puede pasar al hablar del sobrepeso. No obstante, puedes ser una persona delgada que no hace nada de ejercicio y que no engorda porque tampoco come en exceso. Pese a que no tienes problemas de sobrepeso, no estás bien, porque si no haces nada de ejercicio no puedes estarlo. Da igual que sea porque comes poco o porque tu metabolismo es muy activo y quema lo que comes; por muy delgado que estés no voy a darte por cardiosaludable. Probablemente será mejor que comas más y que hagas algo de ejercicio. Tampoco vas a engordar porque el extra de comida lo vas a quemar con la actividad.

EJERCICIO AERÓBICO O ANAERÓBICO

Los ejercicios se clasifican en dos grandes bloques: los aeróbicos o dinámicos y los anaeróbicos o estáticos. No son compartimentos estancos. En casi todos los deportes se mezclan aspectos de uno u otro, aunque suele predominar más uno de ellos. La excepción puede estar en algunos ejercicios anaeróbicos muy específicos con fines terapéuticos de recuperación de músculos, que sí se centran solo en un aspecto de fuerza, por lo que el ejercicio es totalmente estático, sin el más mínimo movimiento. De entrada, hay que tener en cuenta que los beneficios más claros, desde un punto de vista cardiosaludable, se consiguen con los ejercicios aeróbicos. Son los que hacen que te muevas y en los que mueves mucho la musculatura, ya sea de manera moderada o vigorosa. Trabajas el organismo a diferentes niveles: respiratorio, muscular, metabólico, óseo, etc. Y, por supuesto, cardiovascular. Vas a obligar al cuerpo a oxigenarse, pues estás haciendo trabajar más a los músculos, y contribuyes a reducir los niveles de colesterol y de glucosa en la sangre.

Los ejercicios anaeróbicos, los estáticos, también denominados de fuerza, están pensados, sobre todo, para conseguir una mejor tensión de la fibra muscular. Suelen tener como objetivo trabajar un músculo o grupo de músculos muy concretos. Un ejemplo clásico es el de ejercitarse con pesas. Son ejercicios de poca duración, apenas unas series limitadas de movimientos. No buscan cansar a la persona sino que se ejercite; por tanto, tampoco requieren un consumo muy grande de oxígeno, que es precisamente lo que significa *anaeróbico*. No aumentas de manera evidente la respiración. Estos ejercicios se dividen a su vez en anaeróbico isométrico y anaeróbico isotónico. Los primeros son los que, al ejercitarte, contraes el músculo sin que muevas nada. Por ejemplo, si empujas una pared. En los isotónicos sí que puedes vencer la resistencia: por ejemplo, apretar una pelota de goma o levantar pesas. Con los isométricos mejoramos la fuerza muscular, y con los isotónicos, la resistencia. ¿Nos van a servir los ejercicios anaeróbicos en casos de problemas cardiovasculares? No directamente. Te servirán si tienes alguna lesión añadida que te impide hacer ejercicios aeróbicos. Sería el caso de una contractura en la pierna que no te deja ni caminar. En esos casos, primero habrá que tratar el músculo afectado. Un fisioterapeuta te indicará los ejercicios anaeróbicos necesarios para recuperar la movilidad de forma que puedas volver a caminar y correr, que es lo que nos interesa.

¿QUÉ DEPORTES SON ADECUADOS?

Cualquier deporte tradicional es cardiosaludable. Además de andar, son muy recomendables correr y, sobre todo, nadar. La natación, en concreto, es especialmente adecuada para fortalecer los músculos sin forzar en exceso las articulaciones. La bicicleta también es muy buena. Había un anuncio hace años que decía muy claramente, «quien mueve las piernas, mueve el corazón». No quiero decir que haya una relación directa entre el ejercicio y el fortalecimiento del músculo cardíaco. Esto no ha quedado científicamente demostrado. Lo que sí está demostrado es la relación entre el ejercicio y la reducción de enfermedades cardíacas, porque hay menos sobrepeso, hipertensión, diabetes y colesterol.

Por tanto, hay que fomentar la actividad. Cada uno debe hacerlo según su preparación y capacidad. Cuidado con las nuevas obsesiones por el deporte que han surgido, sobre todo con la moda del *running* y de los maratones. Cada vez es más habitual encontrar personas de alrededor de cuarenta años que no habían hecho deporte en mucho tiempo y que convierten correr y marcarse nuevas metas en una obsesión. Primero van a hacer los cinco kilómetros; luego, los diez; luego, el medio maratón; y por último, el maratón. Acaba convirtiéndose casi en una droga. Si no estás preparado, no puedes obcecarte en superarte y ponerte nuevos retos. Eso es nefasto para el cuerpo y para la mente. Hemos entrado en una tendencia absurda y estamos perdiendo el norte de lo que es el objetivo del deporte: hay gente que solo piensa en la siguiente meta sin ser consciente de que no cualquiera puede hacer un maratón. No todo el mundo está preparado para hacerlo.

CUIDADO CON LA OBSESIÓN DEL MARATÓN

Lo que los cardiólogos decimos es que si quieres correr, hazlo, pero con seguridad. Asegúrate de que puedes forzar tu corazón hasta esos límites. Puede ser que tengas algún pequeño trastorno del que no tienes ningún indicio en tu vida cotidiana y del que no te enterarás hasta que fuerces tu cuerpo, tanto que ya sea demasiado tarde. Quizás esa pequeña alteración se multiplique por cien cuando el corazón esté al máximo. Es un debate que estamos teniendo con los aficionados al *running*. Creen que hacer deporte siempre es fantástico, sin importar lo que fuerces tu cuerpo, pero prácticamente cada fin de semana un corredor sufre una muerte súbita en alguna de las carreras populares que se celebran por todo el país. El deporte se ha de hacer con moderación y, si no se quiere ser moderado, hay que supervisar la práctica con un control médico.

Voy a explicar una anécdota que viví y que evidencia bien esta locura. Asistí a una prueba de Ironman en Cartagena de Indias, en Colombia. Para los que no sepan qué es, la competición de Ironman —el hombre de hierro— está considerada como la más exigente del mundo. Se trata de nadar casi 4 kilómetros, ir en bicicleta 180, y terminar corriendo un maratón (42,2 kilómetros). Suponen unas seis horas de esfuerzo máximo. El día anterior estuve comiendo con veinte de los participantes de la prueba, casi todos de entre treinta y cuarenta años, y se me ocurrió preguntarles cuántos se habían hecho una revisión cardiovascular con prueba de esfuerzo en el último año. Solo tres. Eso no puede ser. No se les ocurrió que hacer un esfuerzo extraordinario de este tipo puede ser perjudicial, y más sin saber si tienen alguna pequeña patología que pueda ser peligrosa en estas circunstancias.

Es un aviso a todos los corredores de resistencia. Porque no es únicamente el día de la prueba. Te estás entrenando y poniéndote a punto durante meses. Son muchos días en los que exiges al corazón un gran esfuerzo. Si no te haces un seguimiento médico, no vas a saber si tu corazón está respondiendo bien a ese esfuerzo regular que le exiges. Quizá lo está asimilando bien o quizá te estás forzando demasiado y, poco a poco, va ir apareciendo un daño en tu corazón. Ese es uno de los conceptos que tenemos cada vez más claros: el sobreesfuerzo de resistencia continuado puede acabar dañando el corazón.

TÓMATE LA VIDA CON CALMA

El estrés es un factor perjudicial para nuestra salud. Podía haberlo señalado entre los factores de riesgo que te predisponen a padecer un problema cardíaco. No es fácil ni tangible decidir cuán negativo es. Prefiero que hablemos de darle la vuelta. Se trata de ver lo conveniente que es tomarnos la vida con más calma. Nosotros, los cardiólogos, establecemos dos tipos de personalidades: las de tipo A y las de tipo B. El tipo A es el que va todo el día estresado, de un lado para otro, pensando en mil cosas que tiene que hacer. Sabemos que, estadísticamente, tiene más riesgo de padecer una patología isquémica que el otro. El tipo B es el relajado, el tranquilo, aquel que se preocupa menos por los problemas.

Estas tipologías son difíciles de cambiar. En ellas, hay buena parte de herencia. Es habitual que si el padre es un puro nervio, el hijo también pueda serlo. Estas personas tienen tendencia a comer peor, a tener hipertensión; a hacer constantemente que el corazón se les acelere por una serie de hábitos perjudiciales. Otro aspecto que hay que tener en cuenta es que el colesterol es un componente esencial de las membranas de las células. Por eso, cuando estás muy estresado, tu cuerpo produce de manera natural más colesterol, para reforzar esas membranas y proteger a las células. Si tienes el colesterol alto, el estrés te lo subirá más.

¿Puedes hacer algo si eres nervioso? Pues, sí. Por ejemplo, invertir parte de esa adrenalina en hacer deporte, una costumbre sana y que relaja. Te agotas físicamente y desconectas de los problemas, al concentrarte en el ejercicio. Irás mejor por la vida. Hay que hacer lo posible por tomarnos las cosas de otra forma: marcar agendas no muy apretadas y no querer llegar a todo, porque, si quieres hacer diez cosas a la vez, a veces, acabas no llegando a nada. Y ojo con las bebidas excitantes. Si vas acelerado, no necesitas café, té o bebidas de cola con cafeína. En ese tipo de productos se incluyen también las bebidas energéticas, otra fuente de cafeína muy potente. En suma, date un respiro.

Hay un chiste, ya antiguo, que refleja bien esta cuestión. Es el de aquel periodista que va a entrevistar al más anciano del pueblo, para saber cuál es el secreto de su longevidad. Cuando le pregunta, el anciano responde: «No me peleo con nadie». «¡Hombre, no será solo eso!», le replica el periodista. «Pues no será solo eso», acepta el anciano. La aldea de Bapan, en China, se considera la localidad más longeva del mundo. Allí, una de cada cien personas es centenaria. Estadísticamente es una barbaridad. Para hacernos una idea, en las grandes ciudades españolas, la proporción sería de 2,6 por cada diez mil habitantes, y en las comunidades más longevas, como Salamanca, sería de 1 por cada mil habitantes. La pequeña aldea china, que no supera los mil habitantes, ha sido motivo de estudio por científicos y médicos. No tienen cáncer, ni ictus ni prácticamente ninguna de las enfermedades que aquejan a nuestras sociedades. ¿Qué ocurre en Bapan? Son todos pequeños, comen muy poco y no están nada estresados. Tienen muy pocas preocupaciones. Tienen la mentalidad china tradicional: les gusta la meditación y se desentienden bastante de los bienes materiales. Se dedican a ir al campo a recoger sus cosechas, sin apresurarse, y son felices con eso. Es espectacular. El perfil físico de todos ellos es casi igual. No tienen ni un gramo de grasa. Obviamente, también ayuda la genética. Al ser un pueblo de montaña tan pequeño, debe de haber mucha endogamia. Los buenos genes de sus antepasados no se han mezclado con otros exteriores.

Pero la lección de esta aldea es clara. Tenemos que aprender a relajarnos, a no tener tantas ansias materiales y a disfrutar de la riqueza intelectual. Deja de preocuparte todo el día y de comer más de lo que deberías, que es algo en lo que solemos fallar. Ya han salido expertos que buscan qué alimento concreto proporciona la longevidad de Bapan. ¿Será el *ginseng*? No le demos tantas vueltas. Ellos comen muy poquito. No hay un secreto mágico. Es su modo de vida el que les lleva a ser centenarios y a vivir felices.

12

¿QUÉ ES LA INSUFICIENCIA CARDÍACA?

Vamos a empezar a hablar de las principales dolencias que puede padecer nuestro corazón. Hay una que destaca por delante de todas y es la insuficiencia cardíaca, la principal por lo que se refiere al músculo cardíaco, el miocardio. Recordemos que el corazón es una bomba que distribuye sangre a través de un músculo que se contrae. Cada vez que se contrae «exprime» esa cavidad que forma para expulsar la sangre y que circule. Ese músculo necesita exprimirse permanentemente de una forma potente. La frecuencia con la que se contrae o la potencia con la que lo haga dependerán de las necesidades que tenga nuestro organismo de recibir la sangre que le suministre oxígeno. Si estamos durmiendo plácidamente, a las tres de la madrugada, nuestro corazón late lentamente. No ha de hacer una gran fuerza. En este caso, nuestro cuerpo necesita muy poco oxígeno para vivir, porque estoy consumiendo muy poco. Si subo una montaña y tengo todos los músculos en acción, las pulsaciones crecen y la vigorosidad del corazón aumenta, porque necesito expulsar mucha sangre muy deprisa y con mucha fuerza.

UN PROBLEMA DE AHOGO E HINCHAZÓN

Ese corazón necesita tener un músculo fuerte y que funcione con una cierta organización. Si tengo la mitad del corazón muerto, porque he sufrido un infarto que ha dejado sin oxígeno a la mitad del músculo, y no lo he recuperado, solo me queda la mitad restante del corazón para contraer. Por tanto, mi fuerza de contracción se ha quedado también en la mitad. Esto, si recuerdas, ya lo vimos al tratar los síntomas, y se llama fracción de eyección. Esa fracción es la capacidad del corazón para expulsar sangre en cada latido. Lo normal es del 65 al 70% del total de sangre que hay en ese momento en el corazón. Por debajo del 40% se considera una fracción de eyección disminuida. Mi músculo no hace el trabajo adecuadamente. La consecuencia de que expulse tan poca sangre es que esta no circula bien por el cuerpo; y no circula bien el oxígeno. Además, estoy acumulando líquido antes de que llegue al corazón. Como no consigo expulsar suficiente sangre, tampoco permito que entre más. Se me acumula en la parte de arriba, antes de llegar al corazón. Se me acumula primero en los pulmones, después en el hígado y, por último, en las piernas. Eso hace que tenga disnea, esa sensación de ahogo por la acumulación de líquido en los pulmones. Tengo también la barriga y los pies hinchados. Estos son los principales síntomas de la insuficiencia cardíaca. La sensación de ahogo viene acompañada de cansancio, por el mismo motivo. El líquido en los pulmones no permite que la sangre recoja suficiente oxígeno para seguir enviándolo a todo el cuerpo. Es como un círculo vicioso, pues a su vez el corazón no da para más. La bomba no tiene fuerza para enviar suficiente sangre oxigenada.

NO LA CONFUNDAS CON LA MALA CIRCULACIÓN

El problema de las piernas hinchadas, muy común, no siempre está causado por una insuficiencia cardíaca. Hay otro motivo por el que se produce esta acumulación de líquidos. Puede ser que tengas un problema de retorno venoso. Las venas no están haciendo su función correctamente. Las venas tienen unas válvulas para que la sangre circule en la dirección adecuada, en el caso de las piernas, hacia arriba y no hacia atrás. Si estas válvulas no van bien y se rompen, aparecen las varices. Esas varices provocan que se acumule líquido, que no es sino la sangre que circula mal.

La solución de esta acumulación en las extremidades inferiores es un remedio popularmente conocido. Consiste en subir las piernas. Si las subes, ayudas a que la sangre de las venas vaya otra vez hacia el corazón y te sientes mejor. Esa es la gran causa de unas piernas hinchadas, por lo que podemos estar más tranquilos. Si pese a tener las piernas en alto no hay una mejoría, entonces podemos pensar que se trata de una insuficiencia cardíaca, y hay que analizar otros síntomas que nos lo confirmen: los ya mencionados cansancio y falta de oxígeno al respirar. En este segundo caso, hay que controlar el grado de insuficiencia que hay.

¿DUERMES TUMBADO O INCORPORADO?

Podemos deducir si esa insuficiencia es algo más grave analizando cómo dormimos. Si puedes dormir totalmente tumbado, rara vez es una insuficiencia. Si necesitas ponerte dos almohadones en la cabeza y en la parte superior de la espalda para respirar mejor, puede que sufras una insuficiencia. El motivo es que, si las piernas están llenas de sangre, los pulmones también están llenos de sangre, por tanto, sufrirás. Si duermes tumbado, el líquido ocupa todos los pulmones y no te deja respirar. Por eso necesitas inclinarte ligeramente y que baje el líquido. Si duermes en posición horizontal, y sin problemas de respiración, no hay líquido en los pulmones. Por tanto, no hay insuficiencia, o no en un grado tal que acumule mucho líquido antes de llegar al corazón.

LAS CAUSAS DE LA INSUFICIENCIA

Hay dos grandes causas que provocan la insuficiencia. La primera ya la hemos mencionado. El infarto de miocardio con una afectación importante puede haber provocado que la mitad del corazón haya quedado inútil, sin capacidad de bombear y, por tanto, que esté trabajando solo la otra mitad. Al corazón le falta músculo y tiene menos potencia; a menos músculo, menos capacidad. Es fácil de entender.

La segunda causa es lo que denominamos miocardiopatía dilatada. Se la ha llamado la epidemia del siglo XXI. Es a lo que comúnmente la gente llama tener el corazón cansado. Ese cansancio es la insuficiencia. Se produce porque el músculo ha perdido fuerza. No hay un problema concreto de pérdida de fuerza en una parte, como antes, sino que aquí todo el músculo en su conjunto pierde fuelle. La razón habitual es que me he hecho mayor y el corazón pierde fuerza porque se ha ido fatigando de una manera natural. Otras causas de miocardiopatía dilatada son la hipertensión, la diabetes o cualquiera de los factores de riesgo que hemos visto. Ha habido un deterioro progresivo de este músculo que ha perdido fuerza. Este tipo de problemática es la misma que vamos a encontrar con cualquier otro músculo del cuerpo. Todos hemos conocido a gente que a los treinta años tiene unos músculos magníficos, fuertes y en forma, bien entrenados, flexibles y elásticos. Cuando esta persona cumple setenta años, sus músculos ya no son lo que eran. Han perdido parte de esa fuerza y flexibilidad. Aunque esta persona siga estando en forma y se cuide, su capacidad muscular es otra. Sus músculos son flácidos. Lo mismo le pasa al miocardio, el músculo de nuestro corazón. Pierde elasticidad y fuerza.

¿Por qué decía que es la epidemia del siglo xx? La respuesta es sencilla. Vivimos más años y, por tanto, vemos cosas que antes no veíamos. No es un aspecto negativo en sí, sino una realidad. En otros tiempos no encontrabas tantos casos de insuficiencia cardíaca porque la gente se moría antes de que se hiciera evidente que el músculo se estaba deteriorando. Ahora, hay gente que con facilidad llega a los setenta y cinco años y empieza a notar el deterioro: se cansan con más facilidad.

Si a los años sumamos el sobrepeso, ese corazón tiene que luchar con más kilos y es más fácil que dé muestras de cansancio. No es lo mismo alimentar de oxígeno un cuerpo de cien kilos que uno de cincuenta. En el de cincuenta, la bomba cumplirá con más facilidad su objetivo, mientras que en el caso del de cien ha de expulsar mucha más sangre. Por eso, hay estudios que establecen que la gente más pequeña y delgada tiene más posibilidades de vivir más años sin problemas cardíacos, ya que su bomba no necesita esforzarse tanto. Por tanto, cada vez veremos más casos de insuficiencia cardíaca por causa de la longevidad y el sobrepeso.

CUIDADO CON LOS LÍQUIDOS Y CON LA SAL

El paciente con insuficiencia cardíaca es muy complejo. En general, ingresará muchas veces en el hospital, pues se descompensa con facilidad. Es un paciente débil y cualquier enfermedad o anomalía, por leve que sea —una gripe o incluso un resfriado—, puede suponer un gran problema para él. Hasta comer una sandía le puede provocar una sobrecarga de líquido en el cuerpo que puede causarle una descompensación. Se le acumula con facilidad el líquido.

Uno de los primeros consejos que damos los cardiólogos a este tipo de pacientes es el siguiente: mucho cuidado con los líquidos. No puedes beber lo que quieras, sin más, puesto que el líquido se acumula. Lo vemos mucho en verano. No hemos de olvidar que, al beber agua —directamente o mediante otras fuentes, como los caldos y las frutas acuosas—, esta va a pasar a la sangre. Mucha gente no es consciente de eso, porque primero pasa por el estómago. La procesas y luego la absorbes. Y de ahí irá a la sangre. Luego, una parte importante la vas a orinar, después de haber pasado por los riñones, mientras que otra porción más pequeña la expulsas con la respiración y la sudoración.

Si tienes una mala circulación de la sangre y una insuficiencia cardíaca, estás aportando mucho líquido a una máquina a la que le cuesta mucho eliminarlo. Por eso, es perjudicial beber mucho, como también lo es comer con mucha sal, puesto que la sal contribuye a la retención de líquidos —las recomendaciones que dimos anteriormente de quitar el salero de la mesa y de no añadir sal a los platos son aquí una obligación—. Sería como la gota que colma el vaso. Ya bastantes problemas tiene el cuerpo para expulsar agua como para que le pongas más inconvenientes.

De hecho, uno de los factores fundamentales que va a marcar a la persona con una insuficiencia cardíaca es cómo tiene los riñones. Si el paciente tiene además una insuficiencia renal, si no va a poder filtrar todo lo que tiene que filtrar, el pronóstico es nefasto. Resulta que no solo no circula la sangre, sino que no se elimina el líquido sobrante por la orina, lo que supone más retención de líquido, más encharcamiento de los pulmones y más insuficiencia cardíaca.

PÉSATE CADA MAÑANA

Por eso, el primer tratamiento en los casos de insuficiencia son los diuréticos. Hay que forzar la diuresis del paciente, que saque todo el líquido posible. Y que tenga el líquido muy controlado. Una de las recomendaciones que ponemos en estos casos es pesarse cada mañana. Siempre a la misma hora para ver cuánto pesas, siempre en las mismas condiciones, antes o después de orinar, pero siempre en las mismas condiciones. Si ves que en dos o tres días seguidos vas aumentando de peso sin haber hecho nada extraordinario —una comilona, por ejemplo—, quiere decir que retienes líquidos. Entonces habrá que aumentar la dosis del diurético recetado, para forzar la eliminación de ese líquido que sobra. No es extraño que un paciente con insuficiencia llegue al hospital con setenta kilos y, después del tratamiento con diuréticos, salga con sesenta y dos. Quiere decir que había llegado a acumular en pocos días hasta 8 litros de agua en su cuerpo. No son 8 kilos de grasa, eran 8 kilos de agua, que equivalen a 8 litros.

Los estudios que se están haciendo actualmente sobre esta enfermedad se enfocan en buscar algún síntoma que pueda indicar que un paciente con insuficiencia se está descompensando, es decir, que está acumulando líquidos y va a acabar en el hospital en los próximos días. Porque este no es un proceso rápido, de unos minutos. La acumulación de líquidos es una cuestión de días. Se está investigando, por ejemplo, con la impedancia torácica. Si aumentan los líquidos hay una variable, que llamamos impedancia, que aumenta, y a partir de la cual se está tratando de buscar pistas. Pero lo más fiable hoy en día es la báscula. Cada mañana hay que pesarse. Si cada día vas aumentando trescientos gramos de peso, estás ante una señal de alarma y has de tomar un extra del diurético prescrito.

¿QUÉ TRATAMIENTOS HAY?

Por tanto, el tratamiento se va a dividir en tres frentes:

- El primero es el **cuidado del propio paciente**. El ejercicio físico es básico. Te proponemos una sesión de entrenamiento habitual, para que te pongas en forma, para que pierdas peso y para que tengas más capacidad respiratoria. Todos estos factores serán positivos, como vimos, para que el corazón no tenga que esforzarse tanto en hacer llegar el oxígeno al cuerpo.
- El segundo es el **cuidado en la alimentación y la bebida**, teniendo muy presente lo que hemos visto antes a cerca de reducir el consumo de sal. Es decir, volvemos al concepto de vida sana global, que tanto hemos repetido.
- El tercero es el **tratamiento farmacológico**. Está dirigido a evitar la acumulación de líquidos y a ayudar al músculo. Los primeros fármacos son a base de diuréticos. Los segundos son una serie de medicamentos que facilitan el trabajo del músculo del corazón y consiguen que le sea más fácil expulsar la sangre. Estos medicamentos evitan la presión alta y suavizan las arterias duras; es decir, tratan de disminuir los obstáculos que ponen resistencia al paso de la sangre, y que el corazón no se tenga que esforzar tanto.

SE PUEDE RESINCRONIZAR EL CORAZÓN

Cuando los fármacos y las medidas preventivas no son suficientes, la tecnología nos ofrece toda una serie de dispositivos que también pueden ayudar al corazón enfermo a que funcione mejor. En el caso de la insuficiencia cardíaca, uno de esos aparatos es el resincronizador. Se trata de un modelo sofisticado de marcapasos, que estimula las distintas cavidades del corazón para que se organicen de manera sincrónica y para que trabajen coordinadamente. Este marcapasos estimula al músculo que no funciona bien y hace que la contracción, que está afectada, sea lo más potente posible. Esta solución se aplica, sobre todo, a los pacientes que, además de una insuficiencia, tienen otro trastorno relacionado: un problema de conducción en el sistema eléctrico del corazón. La electricidad les circula mal. Este problema es lo que llamamos bloqueo de la rama izquierda. Vamos a explicarlo. El corazón tiene dos grandes ramales de «cables» por los que circula la electricidad. La rama derecha, que activa el ventrículo derecho, y la rama izquierda, que activa el ventrículo izquierdo. Si nosotros tenemos un bloqueo de la rama izquierda, significa que el ventrículo izquierdo no se activa por su rama natural. Lo que hace es activarse a través de la rama derecha, y lo hace con retraso, porque ese ramal tiene que activar primero el ventrículo derecho y después pasar al izquierdo. Ese retraso provoca que la contracción cardíaca sea asincrónica, es decir, no está coordinada, no es homogénea. Primero se contrae el ventrículo derecho, y después, el izquierdo. Esa descoordinación provoca la insuficiencia cardíaca o agrava la insuficiencia ya existente.

Si nosotros colocamos un marcapasos que resincroniza toda la contracción entre los dos ventrículos, de manera que vuelvan a poder trabajar al mismo tiempo, esto mejorará la potencia del bombeo. La resincronización es una terapia que se creó hace unos quince años y que se practica en el sistema sanitario de manera habitual desde hace una década. Es una solución que ha resultado muy efectiva para este subgrupo de pacientes con insuficiencia cardíaca. Aunque hablemos aquí de subgrupo, no quiere decir que sean pocos. Al contrario, los bloqueos de la rama izquierda provocan, aproximadamente, uno de cada tres casos de insuficiencia. Antes de que apareciera el sincronizador, la única solución posible para estos pacientes era el trasplante. En estos momentos, muchos de esos casos pueden solucionarse sin tener que recurrir a una opción tan drástica. A muchos de ellos se les saca de la lista de trasplantes porque su capacidad física ha aumentado lo suficiente como para llevar una vida relativamente normal.

LA INSUFICIENCIA PROVOCA ARRITMIAS

Otra posible consecuencia de la insuficiencia, y que también tiene solución, es que puede provocar arritmias. El hecho de tener el corazón dilatado por la edad puede provocarlas. Ya hemos visto que estas arritmias pueden ser menos graves, si afectan a la parte alta del corazón, a las aurículas, como la fibrilación auricular, una compañera habitual de la insuficiencia cardíaca. La fibrilación auricular provoca un desajuste del sistema eléctrico que descompensa aún más todo el corazón y agrava la falta de fuerza en el bombeo. Este es un motivo de ingreso hospitalario. Cuando a los pacientes de insuficiencia les viene este tipo de arritmias, tienen que ir a urgencias para que se las solucionen. Es un problema que preocupa y que hay que tratar para que no se agrave la insuficiencia, pero que no es de peligro de muerte.

Otras arritmias sí pueden ser mortales para el paciente. Son las que afectan a la parte inferior del corazón, las que llamamos fibrilación ventricular. Como este trastorno provoca que el corazón deje de enviar sangre, causa la pérdida de conocimiento y, si no se trata en unos segundos, el paciente fallece. Parece poco probable que se pueda atender un caso así si no estás ya en el hospital. Sin embargo, la buena noticia es que sí se puede. ¿Qué se hace en estos casos? Cuando se sospecha que hay riesgo de que puedas padecer una muerte súbita por fibrilación ventricular, se te protege implantándote un marcapasos con un desfibrilador incorporado. Un desfibrilador —que seguramente habrás visto alguna vez en lugares públicos— es un aparato con capacidad de enviar descargas eléctricas al corazón. El desfibrilador del que hablo aquí no es más que una versión miniaturizada. El objetivo es el mismo. Este marcapasos, además de estimular, puede desfibrilar —como su nombre indica, quita la fibrilación—. Si detecta que tienes una arritmia maligna, una fibrilación ventricular, va a enviar un fuerte choque eléctrico para que vuelva a funcionar con normalidad. Es así de simple y de asombroso. Es como si tuvieras siempre al lado un enfermero con un desfibrilador esperando para ayudarte. Puedes estar durmiendo tranquilamente en casa cuando te viene la arritmia ventricular. No importa. El aparato que tienes implantado la detecta e inmediatamente envía la descarga.

La tecnología ha evolucionado mucho. Fíjate en lo que hemos explicado hasta ahora. Tenemos marcapasos artificiales, que marcan el ritmo del corazón, resincronizadores, que vuelven a coordinar su movimiento, y desfibriladores, que lo recuperan si hay una arritmia. Además, estos aparatos pueden venir interconectados. Existen marcapasos que también tienen un resincronizador o un desfibrilador o que combinan las tres cosas juntas. En función de las necesidades de cada paciente, ponemos la combinación que haga falta. Estos dispositivos son muy seguros y fiables. Además, están conectados con los servicios sanitarios a través de un emisor. Cuando se produce un problema, al día siguiente, en tu centro médico se recibe el aviso de que has sufrido una fibrilación y de que el aparato ha actuado. Si es necesario, se llama al paciente para hacerle una revisión.

EL PAÍS DE LOS TRASPLANTES

En los casos más graves, en aquellas personas que sufren una insuficiencia severa que no somos capaces de mejorar y que padecen un deterioro progresivo en el funcionamiento del corazón, la solución pasa por un trasplante cardíaco. El músculo está tan dañado, tan deteriorado, que no queda más solución que cambiarlo. Afortunadamente, ese caso es excepcional, pues la inmensa mayoría de pacientes pueden seguir viviendo con los tratamientos más conservadores. Es un caso extremo, aunque muy bienvenido, pues es indudable que el trasplante salva vidas. Tenemos claro que en ciertos casos, si no lo hacemos, probablemente, el paciente va a fallecer.

El trasplante es una buena opción, especialmente en España, porque es uno de los países que hace más intervenciones de este tipo. Tiene más donantes por número de habitantes que ningún otro lugar del mundo. Expertos de otros países visitan España para saber cómo se ha conseguido un sistema de trasplantes tan eficaz. No solo en casos de corazón, sino en trasplantes de otros órganos. También de riñón, de hígado y de pulmón. En ese aspecto, la sociedad española y su sistema sanitario son un ejemplo. En el año 2018 España volvió a batir el récord que ya tenía. Solo en Madrid, que ocupa el primer puesto en operaciones de corazón, se realizaron 89 trasplantes cardíacos, sobre un total de 820 trasplantes, la mayoría de riñón. Eso supone 124 trasplantes por cada millón de habitantes. La media de España es de 114 trasplantes por millón de habitantes, cifras muy por encima de la media de la Unión Europea y de países punteros, como Estados Unidos (con 110 trasplantes por millón de habitantes). España aporta más del 19% de las donaciones de órganos de la Unión Europea. Son datos para sentirse muy orgulloso y confiado en el sistema sanitario español.

Este sistema de donación tiene una lista de espera muy estricta y muy justa. Hay un equipo ético y médico que establece las prioridades. Nadie puede saltarse el orden y ponerse por delante en la lista de trasplantes, si no es por motivos estrictamente médicos. La prioridad siempre es el estado clínico del paciente. Hay unos criterios para establecer quién tiene más urgencia y, en base a estos, se van haciendo las operaciones. El sistema está funcionando muy bien y, gracias a esto y a las opciones de donación, hay unas listas de espera relativamente cortas para trasplantes de corazón. Si lo necesitaras, sería muy raro que no lo consiguieras en un tiempo adecuado. Si es muy urgente, se te pone el primero. Si necesitas el trasplante en un plazo de cinco o seis meses, antes de ese tiempo, seguramente ya estás operado.

Lógicamente, no sirve cualquier corazón. Como en los otros órganos, tienes que encontrar el donante compatible. De la misma manera que no todos podemos aceptar la sangre de grupos que no son compatibles con el nuestro, con los trasplantes, pasa lo mismo. En el caso de trasplantes que pueden ser de donantes vivos, como el de riñón, la primera opción siempre es recurrir a un familiar, ya que interesa que el material genético concuerde. En el caso del corazón, esto no es posible, pues se trata de donantes fallecidos. Entonces, se ha de estudiar la compatibilidad de forma distinta: comprobar que, al menos, los grupos sanguíneos son compatibles. No voy a negar que pueda haber un caso excepcional en el que cueste más encontrar un donante compatible. Afortunadamente, son los menos, y los tratamientos de inmunosupresión funcionan tan bien que, incluso aunque la compatibilidad no sea completa, podrán evitar que las defensas rechacen el nuevo corazón.

UNA PRÁCTICA CADA VEZ MÁS SEGURA

Sobre los trasplantes, me gustaría contar una historia de la que me siento especialmente orgulloso. La mayoría de la gente relaciona los trasplantes con Christiaan Barnard. Este médico sudafricano fue el primero que, en 1967, hizo un trasplante de corazón. Su logro fue inmenso. Demostró que hacer un trasplante cardíaco, desde el punto de vista técnico, no era una cirugía extremadamente compleja. Como se cambiaba todo el corazón, lo que tenías que suturar son grandes vasos. No es la problemática de la microcirugía. Así que era más factible de lo que se pensaba. La complejidad está en la preparación del paciente, en encontrar el donante, en todo el proceso previo y posterior a la intervención. Pero el acto en sí de la operación es relativamente sencillo. El problema con el que se encontró fue el rechazo del sistema inmunitario de la persona a ese órgano externo. Igual que las defensas atacan a un virus que nos enferma, rechazan también cualquier elemento biológico ajeno a él. No rechazarán un marcapasos, que es inerte, pero rechazarán algo vivo. Así fue como casi todos los pacientes del doctor Barnard murieron. Entonces, no se sabía tanto sobre el sistema inmune y la necesidad de compatibilidad, como hoy. No fallaba la técnica, sino los métodos para evitar el rechazo.

Ese escollo causó la interrupción de los trasplantes durante un tiempo. El siguiente paso fue la creación de los fármacos inmunodepresores, que consiguen que nuestras defensas no actúen contra el órgano trasplantado. El médico que logró este avance tan fundamental fue el egipcio Magdi Yacoub. Junto a un nefrólogo del mismo hospital en el que trabajaba, desarrolló los primeros fármacos inmunodepresores, que fueron perfeccionados posteriormente por un equipo de expertos. Yacoub y su equipo son los primeros que retomaron los trasplantes y que consiguieron que la técnica avanzara. Gracias a su aportación, hoy los trasplantes son cada vez más seguros y ofrecen una mayor esperanza de vida. Explico esta historia porque este médico, hoy octogenario, es una persona entrañable con la que trabajo asiduamente. El doctor Yacoub tiene una fundación en Egipto, un hospital en el que trata a todos los pacientes, sin distinción, y que se financia a través de las donaciones. Un día me pidió que le ayudara a tratar las cardiopatías de los niños. Allí atienden a muchísimos niños y le faltaban profesionales que se ocuparan de los problemas del aparato eléctrico. Así que voy a este hospital, el Centro del Corazón, en Asuán, tres veces al año. El doctor Yacoub se ha convertido en una eminencia no solo por su trabajo en el tema de los trasplantes, sino por la calidad humana que ha demostrado.

13

ENFERMEDADES DEL RITMO CARDÍACO

Como ya sabes, las enfermedades del ritmo cardíaco tienen relación con el sistema eléctrico del corazón, que es el encargado de mandar los impulsos para que se contraiga. Este sistema eléctrico, por ejemplificarlo, constaría arriba de una especie de interruptor que se va conectando y desconectando a una cierta frecuencia (entre 50 y 85 veces por minuto). Cada vez que se conecta envía electricidad, que pasa por unos cables hacia una bombilla. Esa bombilla sería el corazón, que en vez de iluminar bombea. Podemos tener enfermedades en el interruptor, en los cables o en la bombilla. Si tenemos un ritmo más lento de lo normal, sufrimos bradicardia. Si es más rápido, taquicardia.

LA BRADICARDIA: ¿POR QUÉ EL CORAZÓN PUEDE IR LENTO?

Las causas de la bradicardia pueden ser de dos tipos: mi interruptor no funciona a la velocidad que debería, es decir, va más lento o incluso no se enciende, o la electricidad que este envía no circula bien. Todos tenemos bradicardias cada día, pero esto no significa que estemos enfermos. Cuando dormimos nos bajan las pulsaciones a menos de 50 por minuto. Nuestro corazón es inteligente y el cuerpo le dice que no es necesario más oxígeno, ya que no hacemos grandes esfuerzos y puede ir más relajado. Otra cosa muy diferente es que esa bradicardia la tengamos a las cuatro de la tarde.

Un electrocardiograma nos dirá cuál es la causa de ese ritmo más bajo. Una primera pista es saber cómo reaccionas ante un esfuerzo: si te cansas al subir una escalera y notas que tu corazón no va más rápido, es posible que sea fallo del interruptor (se ha estropeado, ha envejecido) o que los cables no transmiten bien esa electricidad. El resultado siempre será que el corazón bombea menos. Si es un problema de los cables, puedo mandar cien descargas por minuto y dará igual, ya que se perderán en los cables por un bloqueo y solo llegarán la mitad a mi corazón. El ventrículo, que es el importante, pues se encarga de expulsar la sangre, bombeará la mitad de veces de lo que le está pidiendo mi cuerpo. Si me tomo el pulso, marcará cincuenta. El pulso no corresponde a las veces que envía señal el marcapasos (el interruptor), sino a las veces que el ventrículo bombea. El marcapasos puede ir a cien y mi pulso ser bajo.

PODEMOS ENTRENAR NUESTRO CORAZÓN

Es conocido el caso de los deportistas de élite, como los ciclistas, que tienen habitualmente un ritmo cardíaco muy bajo. Un ejemplo es el de Miguel Induráin, que ganó los Tours de Francia con unas pulsaciones en reposo de menos de 35 latidos por minuto.

Eso es así porque, además de intervenir un factor que puede ser genético, podemos entrenar nuestro corazón para que reduzca el bombeo a través del sistema nervioso simpático y parasimpático. Nuestro cerebro, además de la parte consciente, siempre trabaja en comunicación con los otros órganos del cuerpo. Le dice al ojo cuándo debe abrir o cerrar la pupila y ordena al corazón que vaya más deprisa o despacio. Eso se hace por un doble circuito: el sistema nervioso simpático excita los órganos y el sistema parasimpático los frena. Por ejemplo, cuando hago deporte predomina el simpático y cuando duermo predomina el parasimpático.

Si soy un deportista de resistencia, estaré inconscientemente entrenando mi sistema parasimpático. Mi corazón va a ir más despacio que alguien que no esté entrenado. Así, el corazón se acelerará de una manera más progresiva que el que no está entrenado. A este, el corazón se le pondrá a tope en cuanto empiece a hacer deporte. Por eso me puedo encontrar a una persona bien preparada físicamente que a mediodía vaya a un ritmo de 45 pulsaciones por minuto. En su caso, sería normal. Sin embargo, si no eres deportista y te pasara eso, sería motivo de examen médico.

SÍNCOPE: ¿BRADICARDIA O LIPOTIMIA?

Hay dos síntomas principales que provoca la bradicardia:

- Si el interruptor deja de funcionar unos segundos (pausa sinusal), puede provocar que el corazón no bombee, que no envíe sangre al cerebro y que se pierda el conocimiento, es decir, que se produzca un **síncope**.
- Si es una pausa corta, de tres o cuatro segundos, no dará tiempo a un desmayo, pero sí a un mareo, es decir, a un **presíncope**.

Al hablar de los síntomas ya comentamos extensamente qué eran el síncope y el presíncope, dos de las principales consultas que tenemos los cardiólogos. Es normal que la gente, si pierde el conocimiento, se asuste. De todas formas, hay que aclarar que no todos los síncopes tienen un origen cardiogénico (alguna enfermedad del corazón). La mayoría son benignos y, aparte de que puedes hacerte daño al caer y asustarte, puedes estar tranquilo porque no suponen un grave problema. Estos desmayos, causados por una bajada de tensión, son lo que se conoce como lipotimia. El motivo puede ser diverso: por un proceso gripal, porque eres sensible y te afecta ver sangre, porque te has pillado un dedo en la puerta... Son motivos que provocan un reflejo nervioso. Se ensanchan las venas y las arterias, se acumula la sangre en las piernas y eso provoca una bajada de tensión. Al mismo tiempo, las pulsaciones aumentan. Cuanto más baja la tensión, más suben las pulsaciones, porque el corazón intenta compensarlo. Late con una cavidad vacía porque no le llega la sangre y, por tanto, tampoco puede expulsarla para que llegue al cerebro.

¿Qué hace entonces el cuerpo? Es sabio y coge la poca sangre que tiene de los sitios que no la necesitan con tanta urgencia, por ejemplo, de la piel, para darla al cerebro. Por eso en una lipotimia te quedas blanco y mareado. Si no tienes suficiente sangre, pierdes el conocimiento. El tratamiento de la lipotimia es precisamente esa pérdida de conocimiento. Al caer al suelo vuelve a llegarte la sangre al cerebro y te recuperas. Te despiertas con sensación de frío y sudado. Eso es porque todo tu sistema periférico está contraído. Por tanto, si te estás mareando la solución no es ir a la ventana o al lavabo. No vas a llegar porque al levantarte agravas el proceso. Lo que has de hacer es tumbarte y poner las piernas en alto para facilitar que toda la sangre vaya a la cabeza.

¿POR QUÉ AL ABUELO SE LE VA LA CABEZA?

Los trastornos del aparato eléctrico están muy ligados a la edad. El envejecimiento del interruptor y los cables son un motivo habitual de bradicardias. Por eso no es extraño que algunas personas mayores sufran un problema crónico de bradicardias. Son personas que hacen las cosas de manera muy lenta precisamente porque el corazón les va lento. Eso se nota sobre todo en el rendimiento mental. Cuando se dice que al abuelo se le va la cabeza, que se desorienta mucho, solemos pensar que es un problema de demencia senil. Pues cuidado, porque podría ser un problema de bradicardia, que hace que no le llegue suficiente oxígeno al cerebro. Entonces baja su capacidad de interactuar con nosotros. Por eso, cuando se percibe un síntoma de este tipo, hay que tomarle el pulso. Si es por culpa de la bradicardia, bastará con aumentar el ritmo cardíaco para recuperar la capacidad cerebral.

EL MARCAPASOS, LA SOLUCIÓN DE LAS BRADICARDIAS

El principal instrumento que tenemos para resolver los casos de bradicardia son los marcapasos artificiales. Estos marcapasos tienen sensores que detectan cuándo el cuerpo necesita más aporte de oxígeno, ya que sabe si estamos en reposo o muy activos y envía impulsos eléctricos con más o menos frecuencia en función de esas necesidades.

Hoy en día, el marcapasos se ha convertido en una opción muy simple y relativamente fácil de colocar. Es una intervención que se hace con anestesia local. Estás unas horas en el hospital y te vas a casa el mismo día. La colocación se hace debajo de la piel y a través de una incisión muy pequeña se conectan al corazón los cables del marcapasos. Los especialistas podemos programarlo para que se acelere o desacelere hasta los límites que consideremos adecuados en función de las características del paciente. Evidentemente, no tiene nada que ver un hombre sedentario y mayor con otro de cuarenta años y con una gran actividad deportiva. Por lo demás, el inconveniente del marcapasos es que tiene una batería que hay que cambiar cada cierto tiempo. Antiguamente, había que cambiarla cada tres o cuatro años. Hoy, por suerte, son baterías de larga duración que pueden funcionar hasta nueve o diez años.

El último hito en el tema de los marcapasos es que ya se están implantando modelos sin cable. Se conectan directamente al corazón y es la misma pila la que ya hace la función de cable. Ese es el futuro. Vamos a evolucionar hacia microimplantes que se colocarán en las partes del corazón que queramos estimular.

Por tanto, las bradicardias son un problema para el que tenemos un buen tratamiento. El reto con el que nos encontramos muchas veces es el diagnóstico, ya que no siempre las personas del entorno son conscientes de que el paciente tiene el ritmo más bajo de lo normal.

TIPOS DE TAQUICARDIAS: EL CORAZÓN ACELERADO

Veamos ahora el caso contrario. La taquicardia es una arritmia cardíaca por exceso y se considera como tal cualquier ritmo por encima de 100 pulsaciones por minuto. Puedes tenerla como una respuesta normal a un esfuerzo y eso no supone ningún problema. Es una reacción lógica de nuestro cuerpo a sus necesidades.

Pero, como la bradicardia, si ocurre cuando no toca, algo no va bien. Cuando nuestras necesidades energéticas no son excesivas, no es lógico que el corazón se ponga a 140 pulsaciones. Las taquicardias pueden ser, como sabes, de la parte alta del corazón, las supraventriculares, que son benignas, o de la parte baja, las ventriculares, que pueden ser malignas. La razón de esta diferenciación es que todo lo que viene de la parte alta del corazón, aunque sea una taquicardia, debe circular a partir de los cables normales del corazón. Por tanto, esos cables controlarán y frenarán el exceso de impulsos para que la contracción final del ventrículo sea normal. Sin embargo, la contracción anormal del ventrículo viene por otro ramal que no es de arriba abajo, no son los cables normales. Esa contracción del ventrículo puede que no sea efectiva para impulsar la sangre de manera adecuada, lo que supone un problema serio.

LAS TAQUICARDIAS MÁS BENIGNAS

¿Por qué puedo tener taquicardias anormales supraventriculares? Puede haber dos motivos:

- **La taquicardia auricular.** Una causa habitual es que falla el marcapasos natural de nuestro corazón. Tiene una enfermedad que provoca un automatismo acelerado; no está bien regulado. Puede ser porque la regulación interna está estropeada y va por encima de lo que debería ir. O puede que el circuito eléctrico esté malformado y que tenga un interruptor de más. Tengo unas células anómalas, que forman un interruptor distinto con una frecuencia de, por ejemplo, 180 y que se puede disparar de vez en cuando.

- **La taquicardia por reentrada.** En este caso tengo un cable extra desde que nací y que cuando, al hacer algún movimiento, se conecta con los cables normales, crea un cortocircuito y hace que se dispare también el corazón. La electricidad da vueltas y vueltas entre los dos cables.

¿Por qué comienza? ¿Cuál es la clave que hace que se dispare el circuito? Hay varios motivos de esas taquicardias anormales, que nosotros llamamos paroxísticas. Puede ser por una extrasístole, que es el vuelco del corazón del que hablamos al comentar los síntomas que puedes percibir en el corazón. Como recordarás, es algo común y, en una persona sin problemas, se trata de un simple cambio de ritmo que no tiene mayor repercusión. En el caso de una persona con un problema de taquicardias podría ser la clave que las provoca. Sería como un coche. La percepción es similar. Parece que intenta arrancar y no puede, y a la siguiente vez ya arranca y se acelera. Es muy importante esa noción de que el corazón se dispara sin razón aparente. Otro elemento que inicia la taquicardia puede ser el simple movimiento de estirarse a coger un objeto o al girarse. Al agacharnos o estirarnos podemos hacer que se junten los cables que provocan el cortocircuito. No siempre hay un patrón fijo. A veces no hay un motivo claro que recuerde el paciente.

NO TODAS SON PATOLÓGICAS

Hay que saber diferenciar las taquicardias fisiológicas —las naturales del organismo—, que no deben preocuparnos, de las patológicas, que son las que tratamos los cardiólogos. Una persona nerviosa también puede tener taquicardias, pero no suponen ningún problema, aunque le pasen a menudo. Recuerda que esas te aceleran progresivamente. La clave es si la taquicardia empieza y acaba de golpe. Allí sí hay un cortocircuito. Es importante también determinar dónde las percibes. Algunas de las taquicardias paroxísticas las puedes sentir en el pecho subiendo hasta el cuello: notas que se te mueve la camisa. Estás sentado y el corazón se te acelera repentinamente. Puede ser desde unos segundos hasta horas. Tienes la sensación de que te han enchufado el corazón a 180 y luego te lo desenchufan de golpe. Los que las padecen saben que no tiene nada que ver con nervios o angustias.

PUEDE SER POR FALTA DE FORMA FÍSICA O POR TOMAR DEMASIADOS EXCITANTES

El problema es que muchas veces la taquicardia fisiológica es por un motivo externo del que no somos conscientes y por eso pensamos que es un problema:

- **Tomas demasiadas bebidas excitantes.** Recuerda que el té o el café lo son, así como el alcohol, el chocolate, las bebidas de cola y las energéticas. Quizá el problema sea un exceso de consumo. La cantidad de bebida afectará más o menos en función de la sensibilidad de cada persona. Has de tener en cuenta cuál es tu límite.
- **No estás preparado físicamente.** Si no haces demasiado deporte, cualquier pequeño esfuerzo te lleva a un ritmo de corazón inadecuado —por aquello que explicábamos de que tienes el sistema parasimpático poco entrenado—. No es que tu ritmo cardíaco esté mal, simplemente está mal entrenado para el ejercicio físico. Es una causa común de consulta con el cardiólogo porque el que lo vive siente que tienen palpitaciones. En la en-

trevista, enseguida vemos que no es un problema de corazón. Por eso, como se ha comentado, es muy importante comprobar si la taquicardia ocurre en reposo.

Por tanto, las taquicardias fisiológicas son normales y no deben preocuparnos en absoluto. Las patológicas no son tan normales, pero tampoco son excepcionales. Las pueden sufrir siete u ocho personas de cada mil.

¿CÓMO SE CURAN LAS TAQUICARDIAS SUPERIORES?

Las personas que tienen con frecuencia taquicardias patológicas saben que la manera de pararlas es aguantando la respiración y haciendo fuerza, como si fueran de vientre durante unos segundos. Eso provoca una reacción en la conducción eléctrica y se para el cortocircuito. Es lo que llamamos una maniobra vagal. Si no se consiguen interrumpir así, la persona tendrá que ir a urgencias a que le den un fármaco para frenarlas. Este es el procedimiento cuando aparecen puntualmente. Si surgen a menudo, no es práctico tratarlas solo con fármacos.

Las taquicardias paroxísticas las curamos, de un modo definitivo, con un catéter. Como es un cortocircuito, podemos encontrar el lugar en el que está ese cable de más y desconectarlo definitivamente. Lo que hacemos es colocar un catéter, un cable capaz de mandar energía, calor o frío. Se pasa el catéter por la vena o arteria hasta el corazón. Con una pequeña descarga se provoca la taquicardia y, a la vez, por una pantalla seguimos la actividad eléctrica y vemos dónde está el cortocircuito. Luego, con el catéter, nos ponemos encima de ese cortocircuito. Finalmente, enviamos calor o frío helado a la punta del catéter para que queme o congele la parte del cortocircuito: es la llamada ablación con radiofrecuencia —una frecuencia de onda que quema— o crioablación —si congelamos el tejido—. Este es uno de los grandes avances de la cardiología de los últimos años. Nos ha permitido curar al 98% de los casos de taquicardia. Tengo pacientes que cada semana acudían a urgencias porque se les disparaba el corazón y ahora se han olvidado del problema.

¿CÓMO DETECTAR LAS TAQUICARDIAS VENTRICULARES?

Ya hemos dicho que las taquicardias ventriculares se producen en la parte baja del corazón, los ventrículos. El cortocircuito ya no viene de arriba, sino que se produce en la misma parte baja. No hay mecanismos para regularlo, por lo que afecta a la capacidad de contracción del corazón y, por tanto, de expulsión de la sangre. Puede dejarnos sin riego cerebral y provocar la muerte súbita. En un 90% de los casos, las taquicardias ventriculares son graves. Se produce normalmente por cinco motivos:

1. Ha habido una enfermedad, normalmente un infarto, que ha dejado una parte del corazón muerta y también algunos circuitos dañados, lo que puede provocar un cortocircuito.
2. Soy mayor y tengo un corazón ancho, dilatado (miocardiopatía dilatada). Las células del circuito eléctrico están enfermas y estiradas y pueden provocar fallos.
3. Padezco una cardiopatía hipertrófica, una enfermedad genética, con el corazón muy dilatado, y que también puede provocar el cortocircuito.

4. El corazón es normal y no está enfermo, pero tengo un punto eléctrico puntual que afecta a la conducción. Es el único caso benigno de las taquicardias ventriculares.

5. Mi corazón es normal, pero tengo una enfermedad genética que daña los canales eléctricos del corazón. La electricidad circula mal y puede provocar arritmias muy graves. Son las llamadas enfermedades de los canales iónicos y afectan a varios miembros de una misma familia.

Los síntomas son palpitaciones y, sobre todo, pérdida de conocimiento porque la taquicardia no deja bombear bien la sangre, ya que va demasiado rápido para hacer una buena contracción y no llega la sangre a la cabeza. Si has sufrido un grave daño cardíaco, tras un gran infarto o por una miocardiopatía dilatada severa, puede que no notes las palpitaciones. Los síntomas que experimentas son más difusos. Puedes sentir mareo, cansancio, malestar, a veces desmayos, pero no las palpitaciones. Esa es la gran diferencia respecto a las taquicardias de la parte alta: como es un corazón sano, el paciente sí nota las palpitaciones.

TRATAMIENTOS PARA LA ARRITMIA VENTRICULAR

Como hay riesgo de que la arritmia ventricular sea mortal, algunas de las medidas que hay que tomar son, por un lado, intentar parar la taquicardia y, por otro, si la sufres, evitar una muerte súbita. También podemos recurrir a los fármacos antiarrítmicos. Si lo que tiene el paciente es una taquicardia que puede mapearse —es decir, si le provoco la taquicardia con el catéter, la va a tolerar bien—, buscaré el cortocircuito y haré una ablación con radiofrecuencia. Si es de mucho riesgo, puede ser que al provocarle la taquicardia no le llegue la sangre al cerebro. En este caso tendré que pararla enseguida, ya que podría provocarle un daño cerebral. En esas situaciones, existe la opción de ponerle un desfibrilador. Si tiene la arritmia, le dará un choque de alta energía (ese choque provoca el equivalente al reinicio de un ordenador). Se elimina toda la electricidad del corazón, incluida la arritmia, y el corazón puede volver a empezar de cero.

Te explicaré un caso que dio la vuelta al mundo. A un joven futbolista belga, Anthony Van Loo, le diagnosticaron una cardiopatía genética. Le advirtieron que, si no dejaba de jugar, corría el riesgo de tener una arritmia ventricular y una muerte súbita. La única opción era recurrir a un marcapasos con desfibrilador. Se lo colocaron y le salvó la vida. En internet podéis ver el vídeo. En un partido, en el 2009, cayó fulminado al suelo y, a los pocos segundos, el desfibrilador le recuperó con una sacudida. Creo que ese vídeo os impactará más que cualquier explicación que os pueda dar sobre cómo hemos avanzado.

14

LA ARRITMIA DEL ICTUS

La fibrilación auricular merece un capítulo aparte, ya que se trata de la arritmia más importante a la que nos estamos enfrentando. Básicamente por el número de pacientes que la sufren y por las consecuencias que tiene. La fibrilación auricular es la pérdida del ritmo que tenemos en nuestro marcapasos y su sustitución por un ritmo caótico en las aurículas. Principalmente está relacionada con la edad. El aumento de la esperanza de vida ha comportado un aumento de casos, porque las aurículas van perdiendo elasticidad, se envejecen y afectan a los circuitos eléctricos. La electricidad empieza a dar vueltas en las aurículas de un modo desordenado.

Esto se traduce en que percibes el ritmo rápido e irregular. Si recuerdas, hablamos de que una taquicardia podía parecerse a una metralleta o a una cafetera. En este caso se parecería a una cafetera. Además, se tiene una sensación general de cansancio. Piensa que es como si tuvieras sucio el carburador del motor. No funciona de la manera adecuada, aurículas y ventrículos no van acompasados, el corazón va a trompicones y no acaba de alimentar adecuadamente todo el circuito. Lo hemos dicho muchas veces: al no estar bien oxigenado, el cuerpo se cansa más.

De la población mayor de ochenta años, al menos una de cada diez personas padece fibrilación auricular. Estadísticamente, es una cifra enorme. Y estamos viendo que hay un aumento muy importante en gente joven. Eso está relacionado con la obesidad, la hipertensión y los deportes de resistencia. Vemos gente sana y en forma a la que, al cabo de unos años de entrenarse corriendo o haciendo bicicleta de forma continuada, se le detecta una serie de anomalías —las aurículas son un poco más grandes, el músculo del corazón más grueso...— que, en principio, no tendrían que suponer ningún problema. Es la adaptación normal del corazón al esfuerzo. Pero en algunos casos pueden favorecer la aparición de esta arritmia. Calculamos que entre un 4% o 5% de los que corren maratones y participan en otras pruebas de resistencia acaban con fibrilación auricular.

EL RIESGO DE ICTUS: TÓMATE EL PULSO

Además de la alteración y el malestar que provoca, la fibrilación auricular tiene un grandísimo problema que se llama ictus. El hecho de que el corazón no bombee adecuadamente toda la sangre puede hacer que una parte se quede estancada en la cavidad de la aurícula y se coagule. Cuando ese coágulo sale del corazón va directamente hacia el cerebro y puede provocar el ictus. De hecho, la primera causa de ictus en España es la fibrilación auricular. Por tanto, para prevenirlo es fundamental detectar esta fibrilación, pero no siempre es fácil. Hay pacientes a los que no se les detecta hasta que sufren el ictus.

Todos aquellos con fibrilación auricular y un perfil de riesgo alto han de tratarse. Medimos el riesgo con unos parámetros en los que se tiene en cuenta la edad, el sexo, los antecedentes de ictus, la diabetes y la hipertensión, sobre todo. La inmensa mayoría de los pacientes, el 80%, están en el grupo de riesgo, y su tratamiento consiste en fármacos anticoagulantes. Únicamente si eres joven y no tienes ningún otro factor de riesgo quedas exento de la medicación.

Por tanto, lo primero es identificar a las personas con esta arritmia para poder tratarlas. En la actualidad, hay grandes campañas mundiales que intentan concienciarnos del problema. Un simple gesto puede avisarte de si tienes fibrilación auricular: tomarte el pulso, algo tan fácil como poner dos dedos sin presionar en la muñeca, siguiendo la línea del pulgar, y comprobar que las pulsaciones son regulares. Si no lo son, es muy probable que sea fibrilación auricular. Puede haber otras causas y tendrá que ser el electrocardiograma el que nos saque de dudas. Lo importante es que detectes el pulso irregular cuanto antes para que, si estás en el grupo de riesgo, te den anticoagulantes.

Si eres de las personas que se hace una revisión anual que, si tienes más de 40 años, incluye un electrocardiograma, perfecto. Tú ya estás supervisado. El problema es que sigue habiendo un sector importante de la población que no comprueba su estado. A ellos van dirigidas estas campañas para que al menos se tomen el pulso; no cuesta nada y es un momento. Si no te lo sabes tomar en la muñeca o en el cuello (en la arteria carótida), ten presente que se están instalando aparatos en las farmacias para hacerlo. Recuerda que practicar deportes de resistencia o ser hipertenso, diabético o tener más de 75 años son factores que suman en el riesgo de tener esta arritmia.

Por otro lado, es la arritmia que más gastos médicos genera a la Administración. Por un lado está el ictus y todas las consecuencias de dependencia que crea. Por otro, la fibrilación auricular es la gran causante de descompensación en las personas con insuficiencia cardíaca. Por su culpa suelen tener que entrar una y otra vez en el hospital. Se calcula que a los problemas que provoca esta arritmia se les destina el 3 % de todo el presupuesto dedicado a sanidad en España. Por tanto, no es exclusivamente un problema de salud, sino también de utilización de recursos que, a medida que haya un mayor envejecimiento de la población, irá en aumento. ¿Quieres hacer algo para prevenirlo? Tómate el pulso al menos una vez al año.

LOS NUEVOS MEDICAMENTOS

Hay dos grupos de medicamentos anticoagulantes que son eficaces para la prevención del ictus. Por un lado, el más conocido es el Sintrom, el fármaco clásico que hemos utilizado durante años. Todos tenemos la imagen de esas colas de abuelos en los ambulatorios a los que se les hace una revisión mensual de la medicación. Se les va revisando la pauta, porque es una pastilla que tiene un margen terapéutico muy estrecho. Si nos pasamos con la dosis, hay riesgo de provocar hemorragias; si nos quedamos cortos, puede seguir habiendo riesgo de coágulos y de ictus. Por tanto, se ha de ser muy preciso y hacer las correcciones según el nivel de coagulación que se vea en el paciente.

Además, el Sintrom interacciona con otros medicamentos y con la alimentación. Por ejemplo, si tomas verduras de hoja verde provocas que los efectos anticoagulantes se multipliquen.

Por otro lado, en estos últimos años han aparecido cuatro nuevos anticoagulantes orales que parecen destinados a acabar siendo la primera opción del tratamiento. Han demostrado tener una gran eficacia y, sobre todo, una gran estabilidad. Al no ejercer interacciones con otros medicamentos y con la alimentación, existen menos posibilidades de que haya altibajos en el nivel de coagulación de la sangre. El riesgo de hemorragias es reducido y la eficacia es igual o superior a la del Sintrom. Por ello, la tendencia mundial es ir sustituyéndolo. El inconveniente que hace que esta sustitución no se haya generalizado todavía es el precio. El Sintrom es un medicamento muy barato, mientras que los nuevos fármacos son caros. Sin embargo, esa diferencia de precio es relativa, ya que el Sintrom requiere una infraestructura para hacer los controles que no es necesaria con los nuevos anticoagulantes, que son más estables.

EL TRATAMIENTO POR ABLACIÓN

Hemos avanzado mucho. A las personas que tienen una fibrilación estable podemos devolverles el ritmo normal con una cardioversión. Es el mismo procedimiento que explicábamos con el desfibrilador. Se da una corriente para reiniciar el corazón, para quitar toda la carga eléctrica y que pueda empezar a marcar el ritmo desde cero. Para intentar que ese ritmo normal se mantenga y no reaparezca otra vez la fibrilación auricular tenemos fármacos específicos antiarrítmicos. No son infalibles; solo en un 40% de pacientes tienen éxito.

Otra opción es intentar curar la fibrilación actuando sobre los puntos que crean ese ritmo caótico. Esos puntos son las venas pulmonares, es decir, las venas que entran por la parte izquierda del corazón y que proceden de los pulmones. También son las que traen la sangre limpia y oxigenada. Donde se juntan esas venas con el músculo de la aurícula hay un conflicto, ya que se conecta un tubo con un tejido muscular y es una zona especialmente predispuesta a que se creen arritmias. En los deportistas, por ejemplo, se producen porque el músculo está más dilatado y el tubo no —este último no varía—, con lo cual hay un conflicto que crea arritmias. Lo que hacemos, pues, es aislar eléctricamente los músculos que provocan la arritmia; de esta manera, si esos músculos tienen una arritmia, quedará fuera del corazón y no interferirá con el resto del sistema eléctrico. Este procedimiento, llamado ablación de las venas pulmonares, se efectúa con un catéter. Se puede llevar a cabo con calor o con frío, quemando o congelando alrededor de las venas. Las dos técnicas son efectivas y son las principales operaciones que se hacen en relación con el sistema eléctrico. Ahora mismo, más de la mitad de los pacientes que son atendidos en las unidades de arritmias se tratan por fibrilación auricular. No todas las personas son candidatas a hacerse esta ablación.

Las arritmias, según su duración, las dividimos en tres grupos:

- **Paroxísticas.** Son las que empiezan y acaban en un plazo corto de tiempo. Pueden volver a aparecer al día siguiente o al cabo de una semana, un mes o de más tiempo.
- **Persistentes.** Son las que duran un plazo largo de tiempo —unos días o una semana— y el cardiólogo consigue detenerlas con fármacos o con un choque eléctrico.
- **Permanentes.** Son las que no se paran ni con fármacos o que, tras un choque eléctrico, se reinician nuevamente.

Para contrarrestar las permanentes no vamos a intentar la ablación, dado que los pacientes que las sufren llevan muchos años con este tipo de arritmias y están tratadas de forma crónica con fármacos para que no hagan un ictus. En estos casos, las posibilidades de éxito son muy bajas porque sus aurículas se han acostumbrado a estar en fibrilación y es muy difícil que vuelvan a su ritmo normal. Los cardiólogos decimos que esa aurícula se ha remodelado, se ha reestructurado eléctricamente; por eso, aunque haga la ablación, va a servir de poco. Pero los pacientes con fibrilaciones paroxísticas, sobre todo los más jóvenes, tienen en esta intervención una buena manera de curarse y resolver el problema. La explicación es muy fácil. Si la arritmia me pasa puntualmente y se para, mi corazón volverá a su ritmo normal y, por tanto, tendré muchas opciones de mantener siempre mi ritmo normal si lo ayudo con la ablación. Finalmente, en el caso de las fibrilaciones persistentes, el corazón tiene dificultades para volver al ritmo normal, aunque lo recupera si hago algo, es decir, si lo medico o le doy un choque eléctrico. Con la ablación, estas arritmias también tienen opciones de recuperarse. Esto es importante. Si existen posibilidades, hay que intentar la ablación porque es la manera de curarlas. Si se deja la arritmia sin tratar, aun siendo paroxística, con el tiempo acabará convirtiéndose en permanente.

15

ANGINA DE PECHO E INFARTO

Para hablar de los problemas de las arterias coronarias, conviene que repasemos primero por dónde van y cuál es su función. El corazón, que funciona constantemente, necesita energía para latir y esa energía se la da el oxígeno que transporta la sangre. Consume mucho porque late y late fuerte para expulsar la sangre. Esa energía en forma de oxígeno le llega a través de las arterias coronarias. Por tanto, cualquier error, cualquier enfermedad de esas arterias hará que el corazón no tenga la energía necesaria para realizar correctamente su función.

Básicamente, hay dos arterias coronarias. La coronaria derecha, que alimenta principalmente al ventrículo derecho y a la parte inferior del ventrículo izquierdo. Y la arteria coronaria izquierda, que alimenta a todo el ventrículo izquierdo. La razón por la que va tanta sangre al ventrículo izquierdo es que este necesita más potencia, ya que es el encargado de impulsar la sangre para que recorra todo el cuerpo. Nuestro corazón no es un músculo equilibrado: el ventrículo izquierdo es mucho más fuerte y potente. Mientras que el ventrículo derecho impulsa la sangre a los pulmones, el ventrículo izquierdo lo hace a todo el organismo. El ventrículo izquierdo es, pues, la pieza fundamental de nuestro corazón.

La arteria coronaria izquierda se divide casi enseguida en dos grandes arterias, que van hacia la parte anterior y posterior del ventrículo izquierdo. Las llamamos la descendiente anterior y la circunfleja, respectivamente. Por tanto, los cardiólogos consideramos que el árbol del corazón tiene tres grandes arterias y no dos.

Estas arterias coronarias son especialmente sensibles a todo el proceso de la arterioesclerosis. Asimismo, son muy sensibles a una sociedad como la nuestra, la sociedad de la abundancia, que provoca toda una serie de factores de riesgo que ya hemos visto. Estos factores favorecen el endurecimiento y la pérdida de elasticidad de las arterias, por lo que empiezan a acumular grasa que, en un momento determinado, pueden taponar la arteria y dificultar el paso de la sangre. Es como el tubo de una lavadora que se ha quedado taponado por la cal del agua. Tarde o temprano llega muy poco oxígeno al músculo cardíaco. Si estamos en reposo, puede que no nos demos cuenta, pero en cuanto hagamos un poco de ejercicio y el corazón nos exija más oxígeno, ese tapón hará que no llegue suficiente, y el corazón se va a quejar. Se produce, por tanto, la angina de pecho, que ya vimos.

Si ese tapón es total, absoluto, se cierra la arteria. En ese caso, no llegará oxígeno, lo que provocará un infarto de miocardio. Este proceso hará que esa zona se endurezca, que se fibrose —se destruye—, y que mueran las células de ese músculo. Las consecuencias ya las hemos mencionado. Provoca dolor, malestar. Puede ser hasta mortal en las horas iniciales del infarto, porque esa zona del corazón se queja en forma de arritmias, que pueden afectar a la correcta distribución de la sangre por el cuerpo. De hecho, la primera causa de muerte súbita en occidente es el infarto de miocardio. Los primeros minutos del infarto son fundamentales. Ya comentamos que el 40% de los infartos no llegan al hospital porque la persona ha muerto antes. Los culpables directos de esa muerte son las arritmias y la fibrilación ventricular.

¿Qué podemos hacer para evitar la angina y el infarto? En primer lugar, evitar los factores de riesgo que dependen de ti. La otra medida de prevención son los reconocimientos que realizamos los cardiólogos. Revisamos, sobre todo, a los pacientes con más riesgo: los hipertensos, los diabéticos, los obesos y los sedentarios. Nuestro foco está puesto en todas esas personas que sabemos que tienen más posibilidades de tener una enfermedad coronaria. El objetivo es adelantarnos a todos los posibles problemas. Si empiezas a presentar un síntoma que nos recuerda a una angina de pecho, te examinaremos enseguida las arterias coronarias, para comprobar si hay alteraciones y existe riesgo de que puedan acabar provocando un infarto. Antes de que eso ocurra, vamos a ponerle remedio.

¿CÓMO SE TRATAN LAS CORONARIAS?

Hay muchas maneras de afrontar la lucha contra el infarto. Vamos a pedirte que dejes el tabaco, que hagas ejercicio, que comas productos más frescos y naturales y que bajes de peso si estás algo por encima del que sería aconsejable. Todos esos consejos ya los sabes.

También existe toda una serie de fármacos que nos ayudarán en esta lucha. Son los antidiabéticos, los anticolesterolémicos y otros varios que pueden prevenir taponamientos y mejorar el paso de la sangre.

Cuando el riesgo se hace muy evidente porque ya hay zonas semitaponadas, podemos intervenir directamente, abriendo el paso, con un cateterismo. Pasamos un tubito por esa arteria y miramos dónde está el taponamiento o la estrechez. Allí, hinchamos el balón integrado en la punta del catéter. Lo inflamos a alta presión —se ha de presionar bastante para poder aplastar bien el bloque de grasa contra las paredes de la arteria— para abrir de nuevo el camino a la sangre. La complicación está en que no podemos retirar esa porquería que chafamos. El catéter no es aún una aspiradora que recoge la suciedad. Esas placas de grasa, una vez chafadas, pueden desprenderse, continuar por el conducto y provocar un taponamiento, más adelante, en otro ramal de la arteria coronaria. La solución que hemos encontrado para evitarlo es el *stent*, una malla que se coloca al mismo tiempo que se hincha el balón y que funciona como un refuerzo de la cañería para que las placas de grasa se queden donde las hemos chafado.

LA OPERACIÓN DE BAIPÁS

Hay casos más graves. *Graves* significa que hay múltiples afectaciones. Imagina que en lugar de en una arteria, hay riesgo en las tres arterias coronarias. Si fuera tu caso, te recomendaría que te sometieras a una operación. Es más lógico que colocar un *stent*, porque, habiendo tantos focos de riesgo, aunque resolvamos uno de ellos, sigues teniendo otros taponamientos más o menos grandes, con el consiguiente riesgo de infarto. La operación que se realiza en estos casos es el baipás.

Consiste en extraer un trocito de vena o de arteria de otra parte del cuerpo y colocarlo debajo de la lesión de la arteria coronaria, para que haga la misma función. De esta manera, aunque se obture la arteria afectada, como le he hecho un desvío, la sangre podrá seguir circulando. *Baipás* viene del inglés *by-pass* que significa eso mismo: 'derivación'.

Es preferible que este tubo de sustitución sea una arteria del cuerpo, porque estas son más resistentes, más fuertes y elásticas que las venas. Así, además, los tubos son del mismo tipo, y hay más garantías de que vayan a hacer bien las funciones para las que los colocamos. El cirujano, si puede, escoge una parte los más parecida posible a la pieza que va a sustituir. Normalmente se escoge una arteria que tenemos en el tórax y cuya reducción no supone un riesgo extremadamente grave para nuestro cuerpo. Otras veces, se puede recurrir a la arteria radial, la del antebrazo. Si no es posible, la otra opción más habitual es coger un trozo de vena de la pierna. Quizá te preguntas por qué no se utiliza un tubo artificial; no creas que no se ha intentado, pero se ha comprobado que no van bien porque se pueden tapar muy fácilmente y pueden provocar coágulos.

La operación de baipás es relativamente segura y lleva muchos años realizándose. Pero no deja de ser una operación a corazón abierto, por lo que se programa solo en casos muy graves. Tal como he dicho, cuando están afectadas las tres coronarias —la enfermedad de los tres vasos, como la llamamos los cardiólogos—. También se realiza cuando hay una afección en el vaso principal de la arteria coronaria izquierda. Imagínate que la parte principal, la que alimenta todo el ventrículo izquierdo, antes de que se separe en dos, tenga una lesión grave. No podemos jugárnosla porque hay un riesgo cierto de muerte si se taponara, ya que dejaría sin riego todo el ventrículo que distribuye la sangre por el cuerpo. Así que, en estos casos, también se aconseja un baipás. Es una solución muy fiable; es como si creamos una arteria coronaria nueva.

EL CÓDIGO INFARTO, UN PROTOCOLO DE SEGURIDAD

El infarto de miocardio, el ataque de corazón, es la gran patología cardíaca y uno de los grandes temores de nuestra sociedad. La buena noticia es que tenemos establecido, en nuestro sistema sanitario, un efectivo programa de actuación conocido como el código infarto. Si tienes un dolor torácico, inmediatamente se pone en marcha este protocolo. Quizá finalmente no sea nada grave y ese dolor no esté relacionado con el corazón. Da igual, no nos arriesgamos. Si reportas un dolor, pondrán en marcha las medidas de urgencia para hacerte un electrocardiograma y comprobar tu estado.

Esto es así, porque sabemos que es vital detectar a tiempo los infartos. Sabemos que cuanto más tiempo tengamos esa arteria tapada más daño va a generar. Es de sentido común. Si la destapo en cinco minutos, no ha dado tiempo a que esas arterias se mueran y el daño va a ser muy reducido. Si pasan tres horas antes de que la destapemos, esas células habrán muerto. Por tanto, tenemos un margen de dos horas o dos horas y media para confirmar el infarto, localizar dónde se ha producido y destapar la arteria.

Para lograrlo, el código infarto funciona de la siguiente manera. En cuanto notes un malestar que puede ser susceptible de tratarse de un infarto, no vayas a urgencias o al ambulatorio de atención primaria. Simplemente llama por teléfono al 112 —el número de emergencias generales de la Unión Europea y de muchos otros países— o al 061 —el número de asistencia sanitaria en varias comunidades autónomas de España—. Al momento, se pondrán en contacto con el hospital más cercano que tenga una sala de hemodinámica. Es decir, no vas a perder tiempo en urgencias hasta que te confirmen si es, o no, infarto. Cada minuto cuenta, porque el tejido dañado aumenta cada minuto. En la sala hemodinámica podrán ver rápidamente esa arteria a través de rayos X. Si confirman el infarto, en ese mismo momento intentarán destapar la arteria con un cateterismo.

Ya que la hemos mencionado, te voy a aclarar qué es la sala de hemodinámica. De hecho, hoy tendemos a cambiarle el nombre por sala de intervencionismo cardíaco. La *hemodinámica* es el nombre que damos al movimiento circulatorio de la sangre en el corazón. Es una sala donde tenemos todo preparado para hacer cateterismos y analizar presiones sanguíneas y otros parámetros. Como en la actualidad, en esta sala ya no se tratan únicamente los problemas de circulación, sino que con un cateterismo se operan otras afectaciones varias, como la del aparato eléctrico, o se resuelven problemas congénitos de corazón, problemas de nacimiento, se va extendiendo la tendencia a rebautizarla como sala de intervencionismo cardíaco.

CONSECUENCIAS DEL INFARTO

Afortunadamente, hoy ya no vemos esos grandes infartos que se producían hace quince años, cuando pasaba mucho tiempo desde que se producía hasta que el paciente recibía atención médica, y no era raro que se hubiera quedado afectado medio corazón, con las consiguientes secuelas que eso conllevaba. Estas personas tenían una vida limitada o debían optar a un trasplante de corazón como única opción para seguir viviendo, porque el suyo ya no se iba a recuperar. Con este código infarto, hemos limitado mucho esos daños y las secuelas posteriores.

La mortalidad tras sobrevivir a la primera fase del infarto ha bajado mucho y los daños son menores. Pero los hay. Los más habituales son las arritmias. Como el infarto se ha producido en el ventrículo y no en las aurículas, el problema es que esas arritmias pueden ser graves y hay más peligro para la salud. Hay que analizar, pues, el nivel de riesgo. Para ello, estudiamos la cantidad de tejido que se ha destruido. Cuanto más grande es, más riesgo en el futuro. Los pacientes que tienen una fracción de eyección —la cantidad de sangre que se expulsa— por debajo del 35 %, que es la mitad de lo que sería normal, han de ser protegidos con el implante de un desfibrilador. Como estos pacientes tienen riesgo de una arritmia mortal, el desfibrilador actúa de vigía y la cortan, si se produce. Si no hay arritmia, el desfibrilador no actúa.

La otra gran complicación es que, al no funcionar todo el corazón porque hay una parte que ha muerto, esta persona empieza a tener un cierto grado de insuficiencia cardíaca. Empieza a cansarse. En los casos en que ha habido mucha afectación en el músculo y, por tanto, hay mayor insuficiencia cardíaca, la situación puede llegar a un punto de riesgo en el que la única alternativa sea un trasplante de corazón.

Me consta que se ha hablado mucho de las investigaciones con células madre y de la posibilidad de colocarlas en el corazón para que se recuperara el tejido muerto. La realidad es que aún no se ha conseguido avanzar nada. Llevamos quince años con pruebas y experimentos infructuosos. Las expectativas en este apartado no se han concretado. No se ha conseguido reemplazar las células muertas por otras vivas que se reproduzcan y tengan la función de contracción que se necesita. La investigación con células madre ha obtenido buenos resultados en otras patologías, pero no en las del corazón, y no parece que a corto o medio plazo esto vaya a cambiar.

Si has tenido un infarto, hay riesgo de que puedas sufrir otro. Si se te ha taponado una arteria, es posible que tengas placas de grasa que te taponen otras. Hemos de ser especialmente cuidadosos en las medidas de protección y en las revisiones de control. Quiero poner mucho énfasis en este punto, porque las estadísticas así lo certifican. Si has tenido un infarto, el corazón te ha dado un aviso serio. Has de cambiar de hábitos, porque el riesgo de sufrir otro es alto, y puede no ser un aviso, sino el golpe definitivo. Por ejemplo, se ha comprobado que los pacientes que han sufrido un infarto y no bajan sus niveles de colesterol malo, tienen el doble de riesgo de sufrir otro que los que sí cuidan más la dieta.

16

¿QUÉ LES PUEDE PASAR A LAS VÁLVULAS CARDÍACAS?

Para evitar que, al expulsar la sangre, el corazón lo haga en la dirección incorrecta, hay una serie de válvulas que se van abriendo y cerrando. Esa sangre circula de una cavidad a otra a través del circuito y las puertas de ese circuito son las válvulas. Tenemos cuatro en total: dos en el lado derecho y dos en el izquierdo. En el derecho, se encuentra la válvula tricúspide, entre la aurícula derecha y el ventrículo derecho, y la válvula pulmonar, entre el ventrículo derecho y la arteria pulmonar. Cuando el corazón late y, por tanto, el ventrículo derecho se contrae, se cierra la válvula tricúspide para que la sangre no vuelva para atrás hacia la aurícula, y se abre la válvula hacia la arteria pulmonar para que la sangre salga con destino a los pulmones y pueda oxigenarse. Una vez ha salido la sangre, se vuelve a cerrar para que siga su camino y no recule hacia el corazón.

Lo mismo ocurre con el lado izquierdo. La válvula mitral, situada entre la aurícula izquierda y el ventrículo izquierdo, y la válvula aorta, que está entre el ventrículo izquierdo y la arteria aorta. Cuando el ventrículo izquierdo se contrae —recuerda que con muchísima más potencia que el derecho—, se cierra la válvula mitral, para que no haya reflujo hacia la aurícula, y se abre la válvula aorta, para que la sangre salga expulsada hacia el cuerpo. Cuando ha salido, la válvula cierra inmediatamente otra vez. Todo funciona simultáneamente, en el lado derecho e izquierdo, como un sistema de compuertas.

Estas válvulas están hechas de un tejido al que van enganchados una especie de hilos. Funcionan como un paracaídas. Gracias a estos hilos, las válvulas se abren y se cierran, sobre todo, la mitral y la tricúspide. Funcionan según las presiones. Cuando les llega más presión, se abren; cuando se frena el flujo sanguíneo, se cierran.

A VECES NO SE ABREN O SE CIERRAN BIEN

Las válvulas cardíacas pueden tener dos problemas: que no se abran o que no se cierren bien. Si no se abren bien, cuando tenga que pasar la sangre, va a tener dificultades pues el camino es más estrecho. Es como una puerta con dos batientes, de los cuales solo se abre uno. La gente tendrá que apretarse más para salir por esa puerta, que se ha quedado en la mitad de su capacidad. Con las válvulas pasa lo mismo. Es lo que llamamos estenosis. La válvula está estenosada, no se abre completamente. Las consecuencias son las siguientes: si auscultamos, oímos ruidos, los soplos provocados por la sangre al pasar por un canal más estrecho. Además, la cantidad de sangre que sale en cada latido es menor que en un corazón sano con las válvulas en perfecto estado. De esta forma, puede que nos quedemos un poquito cortos respecto a la cantidad de sangre que expulsa.

Como el ventrículo quiere expulsar toda la sangre que le toca, tiene que hacer muchísima más presión, se fuerza más, para que salga esa sangre, por lo que se dilata. Va a tener que compensar y tener más músculo, porque lo estamos forzando. Esto puede pasar en los dos ventrículos. En el derecho, en caso de una estenosis pulmonar, y en el izquierdo, en el caso de una estenosis aórtica. El ventrículo afectado se irá hipertrofiando, haciéndose más grueso. Es lo mismo que veríamos en cualquier otro músculo de tu cuerpo. Fíjate en un deportista entrenado. Como le pides a ese músculo que trabaje mucho más de lo habitual, se va haciendo más y más grande. En el caso del corazón la consecuencia no es positiva, sino que se trata una enfermedad, de una alteración que no debería darse.

Por otro lado, que la válvula no se cierre bien impide que cumpla correctamente su función de no dejar retroceder la sangre. Al quedar una abertura, una parte puede regresar a la cavidad donde estaba. Se trata de una insuficiencia de la válvula. Puede ser una insuficiencia tricúspide, mitral, pulmonar o aórtica. En todos los supuestos va a pasar lo mismo: la sangre sale bien, pero regresa una parte de ella. Esa cavidad afectada recibe sangre por un lugar que no es correcto. La consecuencia es parecida a la estenosis: el músculo de esa cavidad se va a dilatar porque tiene una sobrecarga de volumen. En la estenosis tenemos una sobrecarga de presión, por lo que cuesta más expulsar la sangre, y en la insuficiencia, una sobrecarga de volumen, ya que hay más sangre de la habitual que expulsar.

Las consecuencias de la insuficiencia son, de nuevo, soplos, porque la sangre está circulando de manera anómala, y, por otro lado, alteraciones en la estructura del corazón, que se agranda y se vuelve más grueso. Además, no es raro encontrar varios problemas combinados. Puedes tener una estenosis de la válvula aórtica y una insuficiencia de la válvula mitral. Eso significa que cada vez que mi ventrículo izquierdo se contrae para mandar la sangre al cuerpo lo tiene que hacer con muchísima más fuerza. Pero, como la mitral no se cierra bien, un poco sale por la arteria aorta y buena parte regresa hasta la aurícula izquierda. El resultado es que, si en condiciones normales expulsamos el 70% de la sangre por la aorta, en el caso de este corazón, el 50% va en sentido contrario y solo el 20% sale para alimentar nuestro cuerpo y darle oxígeno. Tenemos un problema triple: de falta de riego en el cuerpo, la sobrecarga de presión en el ventrículo izquierdo y la sobrecarga de volumen en la aurícula izquierda.

¿POR QUÉ SE PRODUCEN ESTAS ANOMALÍAS?

Aunque la causa del problema puede ser congénita, es decir, por un defecto de nacimiento por el que las válvulas no estén bien acabadas, lo cierto es que son los casos más minoritarios. Los más habituales son estos dos motivos:

- **Los procesos infecciosos.** El tejido de las válvulas es delicado y puede afectarles una infección. Afortunadamente, es una patología cuya incidencia ha disminuido muchísimo en España. Se diagnosticaba más en los años cincuenta y sesenta, porque había más casos de amigdalitis, de anginas y de otras infecciones que no se trataban con antibióticos. Esta enfermedad se extendía de la siguiente manera: desde el cuello, la bacteria podía llegar a la sangre y, una vez en el corriente sanguíneo, acababa provocando la conocida como fiebre reumática. Las bacterias llegaban hasta el corazón y hacían que las válvulas se estropeasen. Durante muchos años, la fiebre reumática fue el principal motivo de los problemas de las válvulas. Eso ya ha pasado a la historia. En cuanto un niño tiene amigdalitis, se le dan antibióticos y se soluciona el problema. Hoy los casos de esta patología suelen afectar a inmigrantes de países donde aún no se han establecido completamente los protocolos de tratamiento de estas infecciones y que han sufrido en algún momento una fiebre reumática.

- **La degeneración de las válvulas por la edad.** Otra consecuencia del incremento es el aumento de la esperanza de vida. No olvidemos que se abren y cierran unas setenta u ochenta veces por minuto. Con los años, pueden desgastarse y sufrir calcificación o fibrosis. Se endurecen, pierden elasticidad y les acaba costando más moverse. Esa es la gran patología actual.

Y SI ME DICEN QUE TENGO UN PROLAPSO...

Un tema muy específico, relativamente benigno aunque muy extendido, es el prolapso de la válvula mitral. Anteriormente hemos explicado que esa válvula, que es como un paracaídas, tiene unos cables que tiran de ella para abrirla y cerrarla. Si una de esas cuerdas pierde dureza y se elonga —aumenta su longitud—, la válvula no se cierra bien, prolapsa —es decir, no se para y sigue un poquito hacia adelante—. Como consecuencia, algo de sangre sale por donde no debería salir. Es algo relativamente frecuente. Afecta a un 20% de la población, aunque, en la mayoría de casos no tiene consecuencias. Si te dicen que lo tienes, no tienes de qué preocuparte. Como tenemos capacidad de descubrir cualquier mínimo defecto en el funcionamiento del corazón, cuando lo detectamos se lo comentamos al paciente. Pero no le solemos dar mayor importancia. No tienen ninguna afectación. Simplemente hay que hacer un seguimiento para comprobar que no aumentan con el tiempo. Y no hay que hacer nada más.

En el caso de prolapso grave, es decir, cuando la válvula no puede cerrar bien y hay riesgo de que provoque una insuficiencia mitral severa, habrá que tratarla, como hay que tratar las otras problemáticas que hemos visto.

¿CÓMO SE REPARAN LAS VÁLVULAS?

La manera de tratar las alteraciones de las válvulas es, básicamente, intentar que no descompensen el funcionamiento del corazón. Cuando vemos que el problema de la válvula es suficiente como para empezar a causar hipertrofia del músculo cardíaco o disminución de flujo de sangre, hay que repararla.

Hay dos maneras de reparar las válvulas. Una es la operación. Abrimos el corazón, sacamos la válvula que funciona mal y colocamos una artificial. Esta puede ser biológica o mecánica. La biológica es aquella que se elabora con tejido animal, normalmente porcino. La mecánica es una válvula realizada con materiales resistentes para que se abra y se cierre según las presiones. No hay una predilección especial por unas u otras. Depende del paciente, en función de la edad y de la capacidad física. Si llevas una válvula mecánica, vas a tener que tomar fármacos anticoagulantes toda la vida, porque este tipo de válvulas provocan que la sangre pueda coagular y, por tanto, existe riesgo de sufrir un ictus. La válvula biológica no produce coágulos, sin embargo, se desgasta y hay que cambiarla. Cada cierto tiempo, entre diez y quince años, ha de volverse a operar para reemplazarla. La decisión final es el resultado de las conversaciones del paciente con el cardiólogo y el cirujano.

La segunda opción que tenemos es reparar la válvula. El cirujano no la sustituye, sino que la arregla. Si tiene un hilo roto o elongado, se puede intentar arreglarlo. Han mejorado mucho este tipo de técnicas y ahora es siempre la primera opción. Cuando se puede reparar, siempre va a ser mejor, y se van a evitar las complicaciones de la sustitución. De todas formas, no siempre se puede reparar. Eso dependerá del tipo de problema que presente el paciente.

Durante los últimos años, ha aparecido una tercera técnica que ya se ha implantado en la mayoría de hospitales: la sustitución de la válvula, sin intervención quirúrgica, gracias a un cateterismo. La técnica se empezó a desarrollar cuando los cirujanos descartaron operar de la válvula a gente muy mayor, porque veían que el riesgo de mortalidad era inasumible. Se pensó entonces en esta solución. Con un catéter entramos en el corazón y llevamos una válvula nueva replegada que expandimos encima de la válvula dañada. Esta válvula nueva empieza a hacer las funciones de la antigua, que queda atrapada debajo de la nueva. Este sistema se conoce como la colación de una válvula percutánea. No hay necesidad de abrir y operar, con lo que las ventajas son evidentes. Este procedimiento ha cambiado radicalmente el mundo de la cirugía de las válvulas, porque para el paciente va a ser un alivio optar por la vía percutánea, siempre que se pueda. Es una técnica más sencilla, hay mejor pronóstico de recuperación y no hay cicatrices. En dos días estás haciendo vida normal, cuando con la cirugía tardas varias semanas en recuperarte.

De todas las complicaciones que pueden sufrir las válvulas, la más habitual, con diferencia, es la estenosis de la válvula aorta, que se produce cuando la válvula que da paso a la sangre hacia el cuerpo no abre bien. Esta es la que más se daña debido al endureciendo fruto de la edad y a que es la que más presión sanguínea soporta. Ese endurecimiento acaba provocando que el paso de la sangre sea cada vez más dificultoso. Este trastorno no se puede resolver con el arreglo de la válvula, puesto que ya hay poco que arreglar. La válvula ha envejecido por completo. Por tanto, la solución es colocar una válvula nueva o colocar una válvula percutánea a través de un cateterismo. Como acabo de señalar, especialmente cuando se trata de gente mayor, esta última opción es la más recomendable.

17

LAS ENFERMEDADES CONGÉNITAS

por la
Dra. Georgia Sarquella Brugada

Las cardiopatías congénitas son defectos que se producen desde el momento en que se empieza a formar el corazón, en la quinta semana de gestación. Pueden generarse por causas genéticas o ambientales; por ejemplo, por tomar ciertos medicamentos —litio u otros fármacos psiquiátricos y fenitoína, un antiepiléptico—. También podría influir sufrir diabetes o tener obesidad mórbida. Durante el desarrollo del feto, el corazón pasa de ser un tubo a su forma final. En ese proceso de desarrollo puede ocurrir que se creen piezas de más o de menos o que algunas no estén en el sitio que toca.

Estos problemas suelen ser agujeros dentro del corazón, por los que pasa la sangre y no debería; zonas que quedan cerradas o semicerradas y que hacen que no circule bien la sangre —estenosis—. También puede haber inversiones: el ventrículo derecho está en el lado izquierdo y el izquierdo en el derecho o son las arterias las que están puestas del revés. Algunos defectos son fáciles de resolver y otros son una combinación de varios problemas que se superponen entre sí. En estos casos, también las diferenciamos: cardiopatías congénitas simples o complejas.

Estos fallos iniciales no son inusuales, ya que uno de cada cien niños nace con algún tipo de cardiopatía congénita. Sin embargo, muchas se resolverán solas, aproximadamente entre el 20% y el 25%. Otro 30% se descubren en el momento de nacer. De estas últimas, algunas incluso precisan una intervención urgente. Estas cardiopatías son las que hacen que, al nacer, el bebé se ponga de un color azulado. Es uno de los primeros signos que se comprueban para saber si está bien y es un indicativo de si le llega el oxígeno al cuerpo. Por suerte, estamos preparados para ayudarle. Por último, hay otras cardiopatías que no son tan evidentes y que no se descubren hasta más adelante, a veces meses más tarde o incluso años.

Gracias a la tecnología, hoy podemos detectar gran parte de estos problemas en los primeros meses de gestación. Nos sirve para informar a la madre y, según la gravedad, plantearle si desea interrumpir el embarazo. En estos casos, aunque no se quiera abortar, es útil que los padres tengan la información antes de que nazca el bebé. Permite que interioricen el problema y estén preparados para asumir las dificultades que van a surgir a partir del nacimiento. Psicológicamente, es mejor conocerlas antes que recibir la noticia de golpe después del parto.

EL CORAZÓN PUEDE ESTAR AGUJEREADO

Ya hemos dicho que cerca de una cuarta parte de los problemas se resuelven solos. El más común es la comunicación interventricular. Como dice su nombre, se produce una comunicación, un agujero, en el tabique muscular que separa los dos ventrículos. El propio crecimiento del corazón se encarga de cerrarlo. Pero si este agujero aparece en la parte superior de ese tabique, que es más membranosa, ya no es tan usual que se cierre solo, a no ser que sea un agujero muy pequeño. Entonces, tendremos que intervenir. Tampoco se cerrará si el agujero aparece en la membrana de más arriba, la que separa las dos aurículas. En ese caso se llama comunicación interauricular —como puedes ver, no nos complicamos la vida con los nombres— y requiere una intervención más compleja. Por tanto, es importante localizar el agujero, porque dependiendo de su ubicación lo repararemos de un modo u otro. Los de la parte muscular se vigilan y no son realmente cardiopatías, pues como comentaba se suelen solucionar solos. Los agujeros de la parte membranosa hay que taparlos y entran dentro de las categorías de tratamientos.

Tener un agujero en el corazón no es siempre un problema muy evidente. Este órgano puede funcionar relativamente bien sin que notemos que el niño tiene un problema congénito hasta que crece o hasta que lo auscultamos en una revisión y notamos un soplo. Como hemos visto anteriormente, un soplo no es más que el ruido que hace la sangre al pasar por el corazón. Si el flujo de sangre es lineal, no hace ruido; solo se oye cuando hay flujos turbulentos. En la inmensa mayoría de las veces son benignos y momentáneos. Hasta un 30% de niños los tienen y son causados por el crecimiento. A los cuatro años es cuando más se detectan, aunque pueden oírse en cualquier momento de la infancia y llegar a la adolescencia. Pero esos soplos también podrían ser el síntoma de alguno de los problemas congénitos que ya hemos mencionado, es decir, porque los conductos están más cerrados, más abiertos o porque hay un agujero que no tiene que estar y por el que se cuela la sangre. Es el caso de las comunicaciones interauriculares, que suelen pasar desapercibidas hasta los cinco o seis años si el agujero es mediano. Si es muy grande, podremos descubrirlo antes por otros síntomas. Se cuela mucha sangre por el conducto equivocado y, en lugar de distribuirse por el cuerpo, vuelve al ventrículo derecho desde el ventrículo izquierdo. Eso hace que vaya más sangre a los pulmones de lo que sería normal. La consecuencia es que estos niños tienen más enfermedades respiratorias (bronquitis, neumonías...).

Cuando no se encuentran otros motivos para esas continuas enfermedades se puede sospechar que es un problema del corazón. Otros signos que pueden tener relación con las cardiopatías congénitas son un cansancio muy inusual, una auscultación arrítmica o un hígado más grande de lo normal. Son manifestaciones que el pediatra, en las revisiones periódicas, puede detectar y valorar. Si algo le llama la atención, recurrirá al cardiólogo pediátrico para que haga una ecografía o un electrocardiograma. La ecografía nos permite ver bien en la pantalla todo el músculo cardíaco y confirmar, por ejemplo, si efectivamente hay un agujero.

¿CÓMO SE TRATAN LAS CARDIOPATÍAS CONGÉNITAS?

Tal como hemos dicho anteriormente, queda claro que con los agujeros que se curan solos no necesitamos hacer nada. En cuanto a las cardiopatías simples, que suponen un problema puntual, dependerá del tipo de problema. En muchas ocasiones se puede intervenir a través de un cateterismo, como en el caso del agujero abierto entre los ventrículos. Con el catéter podemos colocar una prótesis para cerrar esos agujeros.

Si nos encontramos con un problema de estrecheces, es decir, que uno de los conductos es más pequeño de lo que debería, podremos usar un pequeño globo o balón inflable —como los que se utilizan en los cateterismos de adultos cuando hay una obstrucción en las arterias coronarias— para ensanchar el conducto.

Hay algunas alteraciones que solo se pueden resolver con cirugía. Serían los casos en los que nos encontramos con el corazón invertido o que las arterias no están en su sitio. En estas circunstancias, el cirujano se va a ocupar del problema. Habrá que cambiar los conductos de lado y volver a coserlos. No hay otra opción. También nos encontramos con situaciones en las que el niño nace solo con medio corazón. No podría vivir así. Pero hoy se hacen milagros. El cirujano es capaz, en una operación compleja, de colocar mediante un baipás un sistema que le permita a ese medio corazón asumir las funciones de un corazón entero. Son operaciones que no solucionan completamente el problema y que requieren intervenciones posteriores, es decir, se tienen que ir haciendo modificaciones en varias etapas a lo largo de la vida: al mes, a los seis meses, a los seis años, junto con controles constantes.

No voy a engañar a nadie. No podemos decir que estos niños van a curarse, pero vamos a intentar solventar el problema en lo posible. Se trata de operaciones de riesgo. Existen varios procedimientos para llevar a cabo estas intervenciones de corazón, aunque hay un elemento fundamental al que se va a recurrir siempre: la circulación extracorpórea. Se trata de una máquina que nos ha permitido hacer cosas increíbles y salvar lo insalvable. Realiza las funciones del corazón mientras estamos trabajando. Se conecta a las venas y a las arterias principales y se encarga de que no deje de circular la sangre, de que siga llegando oxígeno a todas las células.

CATETERISMO Y CIRUGÍA, UNA LABOR CONJUNTA

Hemos explicado que el cateterismo, que es la técnica menos invasiva, sirve solo para una serie de problemas simples y que la cirugía se ocupa de los complejos. Sin embargo, no hay que pensar que son dos parcelas separadas y sin conexión. En algunos casos se utiliza una estrategia u otra de forma independiente y en muchos otros se coordinan en un trabajo de sinergia. De hecho, cada vez más se realiza el abordaje híbrido de las cardiologías congénitas. El cardiólogo, que hace cateterismos, va a intentar aportar soluciones menos invasivas a los trabajos que hace el cirujano.

Aplicamos algunas técnicas quirúrgicas que se completan con cateterismo. ¿Qué se consigue? Pues que a veces la cirugía no sea tan invasiva o que la intervención dure menos, porque el cardiólogo está actuando paralelamente reparando otras cosas a través del catéter.

En los últimos años se ha conseguido reducir el número de veces que el cirujano tiene que abrir el pecho e intervenir directamente sobre el corazón de un mismo paciente. No hay que olvidar que con cada nueva operación se incrementan los riesgos. No es lo mismo una sola operación y actuaciones complementarias puntuales que pasar continuamente por la sala de cirugía. Por tanto, actualmente se intenta utilizar el cateterismo en casos en los que se recurría a la cirugía para ahorrarnos una nueva intervención.

En ocasiones, simplemente la reparación con cirugía es complicada y podemos solventar el problema más eficazmente con cateterismo. En otras, pasa justo lo contrario: el cateterismo no puede corregir bien el problema. Es lo que pasa, por ejemplo, en algunos casos con la comunicación interauricular (los agujeros de la membrana). No podemos repararla con los tapones que usamos en el cateterismo. Así que no hay más remedio que abrir y operar. Por tanto, lo recomendable es que estas dos disciplinas de intervención médica se empleen coordinadamente. Forma parte de la tarea de los cardiólogos definir el problema y cuál puede ser la mejor manera de actuar para intentar resolverlo.

¿EL NIÑO PODRÁ LLEVAR UNA VIDA NORMAL?

Los padres, ante la noticia de que su hijo tiene una enfermedad congénita, se angustian pensando qué expectativas de vida va a tener. Es normal, pues no hay una respuesta concreta. Dependerá del tipo de patología. Las dolencias simples se van a resolver sin mayores problemas y el bebé va a tener una expectativa de vida como la de cualquier persona. En el otro extremo, cuando es un niño con un problema muy complejo, como en el caso de tener medio corazón, hay que ser realistas. Las expectativas son más limitadas. Además, las cardiopatías congénitas complejas no suelen aparecer solas, sino que van acompañadas de otros problemas. Se asocian a una inmunodeficiencia severa, a retraso mental, a defectos en los riñones o neurológicos.

Respecto a si el niño podrá llevar una vida normal o no, la pregunta que voy a hacer a los padres es clara: «¿Qué es normal para vosotros?». Los médicos, ante un caso grave, reunimos un consejo genético —una reunión de expertos— y un consejo prenatal, con el fin de dar a los padres la mayor información posible para que tomen una decisión. Si la expectativa es que su hijo sea el número uno, no vamos a poder garantizar que lo consiga. Si la expectativa es que sea feliz y autónomo, no lo vamos a garantizar al cien por cien, pero las posibilidades de que lo logre serán mucho más grandes. Estamos ante el mismo caso que se plantea con un niño con síndrome de Down. Habrá padres que no soportarán la idea de tener un niño con cierta dependencia y otros que no dudarán en tirar adelante.

UN MOMENTO CLAVE DEL NACIMIENTO

Me gustaría, por último, comentar un momento crucial del nacimiento y en el que pueden surgir problemas sin que se hayan podido prever. Como sabes, el feto no respira dentro del útero. La conexión con los pulmones está cerrada. El oxígeno lo recibe directamente de la madre a través del cordón umbilical; por tanto, no tiene una circulación igual a la que tendrá cuando empiece a respirar por sus propios pulmones. En esa fase de transición, en el momento en que pasa de depender de la madre a respirar por él mismo, hay algunas conexiones en el corazón que se tienen que abrir y otras que se tienen que cerrar. Si no se produce ese paso correctamente, el bebé puede tener dificultades para respirar, no recibirá oxígeno y será otro caso en el que veremos que se le ponen los labios azules. Eso puede pasar incluso con un corazón bien formado, por eso no podemos preverlo. Se trata de una situación que se da por problemas diversos en el momento del parto. Por ejemplo, cuando las hormonas que intervienen en este periodo de transición no actúan de manera adecuada. Esto va a hacer que se tenga que intervenir para solventar el problema. Por suerte, tenemos mecanismos para actuar con celeridad antes incluso de que esa falta de oxígeno pueda provocar daños cerebrales en el bebé. En estas circunstancias, la rapidez de reacción es fundamental.

18

LAS ENFERMEDADES GENÉTICAS

Durante los últimos treinta años hemos aprendido mucho sobre la genética. Antes no sabíamos prácticamente nada de qué problemas transmitidos genéticamente aparecían en el corazón y provocaban distintos tipos de enfermedades. Efectivamente, hemos aprendido que pasan de padres a hijos. En este tipo de enfermedades hay dos grandes grupos. Unas son estructurales, afectan a la forma del corazón. Las otras son solo eléctricas. No vemos nada anormal en el corazón y, sin embargo, al estudiar el ritmo cardíaco, detectamos problemas.

Estos problemas, por tanto, ocurren cuando existe un fallo en el código genético —el ADN— de tu padre o de tu madre. Fallo que pueden pasarte, o no. De hecho, cada hijo tiene un 50% de probabilidades de que se lo transmitan, pues todos recibimos la mitad de la información de cada uno de nuestros progenitores. Igualmente, si tú has heredado la parte donde está el error, tendrás, a su vez, un 50% de probabilidades de que se lo trasmitas a cada uno de tus hijos. Una vez sabemos qué tipo de mutación es, los análisis genéticos nos permiten saber quién de nuestro hijos la ha heredado y quién no. En el caso de que alguno de ellos la haya heredado, habrá que poner en marcha todos los tratamientos preventivos para evitar que tenga consecuencias a largo plazo.

CUANDO EL CORAZÓN ES DEMASIADO GRANDE

Empecemos por los problemas estructurales. Por causa de estos fallos concretos, cuando creas una proteína —las proteínas son las sustancias a partir de las cuales se forma toda la estructura de nuestro cuerpo— con ese código genético erróneo, se creará una estructura errónea. Si esa estructura es el corazón, tendremos un corazón mal formado. La más conocida de estas mutaciones es la que provoca la miocardiopatía hipertrófica. Esta enfermedad por causa de la cual las fibras del músculo cardíaco no están bien puestas, no están alineadas sino que están entrecruzadas. Además, estas fibras están hipertrofiadas, es decir, son más gruesas de lo que deberían ser. Cuando observas el corazón de estos pacientes ves un corazón muy grueso. No es como el caso de la gente cuyo corazón le ha crecido porque ha hecho mucho deporte, sino que es muchísimo más grande.

Las fibras entrelazadas hacen que ese corazón no se contraiga bien y, además, pueden provocar arritmias hasta el punto de causar la muerte. En el caso concreto de la miocardiopatía hipertrófica, este riesgo se da específicamente cuando haces ejercicio, porque es el momento en que le vamos a pedir al corazón que lata con más fuerza, y no puede. Esta situación acaba provocando que tenga alteraciones causadas por ese esfuerzo y que deje de expulsar correctamente la sangre. De hecho, los estudios que empezaron a hacerse sobre esta enfermedad analizaban la muerte súbita en deportistas. Los resultados de las investigaciones demostraron que una parte importante de los que morían padecía miocardiopatía hipertrófica.

Todo cambió a partir del caso de Hank Gathers, un jugador de la NBA, la liga de baloncesto americana. En 1990, con apenas veinte años, cayó desplomado ante miles de espectadores. No era el primer deportista que moría delante del público, pero sí fue el caso más sonado. Cuatro meses antes ya había tenido un desmayo y se había recuperado. Los médicos le recetaron beta bloqueadores, los fármacos que se dan, por ejemplo, tras un infarto. Sin embargo, como veía que le bajaba el ritmo cardíaco y se cansaba enseguida —y porque tampoco se sabía tanto en aquel momento sobre la enfermedad—, Gathers los dejó de tomar. La realidad es que había un 75% de posibilidades de que no le pasara nada; era joven y luchador. Pero tuvo mala suerte y falleció en la cancha. Desde entonces, los médicos nos hemos puesto más serios ante estos riesgos evidentes. A los deportistas se les practica un examen preventivo para cerciorarse de que no tienen miocardiopatía hipertrófica.

Otra enfermedad estructural es la displasia arritmogénica del ventrículo derecho, por la que, en lugar de tener músculo, el ventrículo se forma a base de grasa y de tejido muerto. Como consecuencia, no funciona bien y, como tiene entrecruzado tejido bueno y tejido malo, también es otra fuente de arritmias. Al igual que pasaba con la enfermedad anterior, los casos más graves se dan entre los deportistas, que en este caso tienen también riesgo de muerte súbita por el mismo motivo: pedimos mayor esfuerzo a un corazón que no está preparado para darlo. Se cruza la electricidad y provoca una arritmia ventricular mortal. Lo estamos viendo cada vez más en deportistas de resistencia. Recordarás, por ejemplo, el caso del futbolista belga que explicamos unos capítulos antes, y que se salvó gracias al desfibrilador: la enfermedad que padecía era displasia.

Hablo siempre de deportistas porque en estas dos enfermedades, en condiciones normales, si no fuerzas el corazón, es probable que funcione bien y que puedas hacer una vida normal.

EL CORAZÓN ROTO Y OTROS PROBLEMAS ELÉCTRICOS

A continuación, vamos a tratar las enfermedades que tienen que ver con el sistema eléctrico. Repasemos: el corazón tiene, además del músculo, un sistema eléctrico. Ese sistema funciona porque las células tienen unos canales que permiten la entrada y la salida de iones. Esos iones —que son de calcio, potasio y sodio— se encargan de que circule la electricidad. Si tengo un trastorno genético por el que esos canales eléctricos no funcionan de manera adecuada, la electricidad no circulará en el sentido correcto. Una posible consecuencia de esta anomalía es lo que llamamos un gradiente eléctrico: hay más electricidad en un lado que en el otro. Este gradiente puede crear una arritmia con riesgo de muerte súbita.

La investigación de este tipo de enfermedades también es relativamente reciente en cardiología, porque ha ido de la mano del desarrollo de la genética. Antes de 1992 no sabíamos prácticamente nada de los problemas eléctricos del corazón que pueden heredarse. Hoy hemos podido catalogar cuatro enfermedades relacionadas con la herencia genética. Las cuatro indican lo mismo: el canal eléctrico de la célula tiene una alteración genética. Dependiendo de qué canal esté afectado y de cómo deje de funcionar, las consecuencias serán diferentes. Al final, el peligro está en que las cuatro pueden provocar una arritmia ventricular mortal. Pero el mecanismo para inducirla es distinto. Veamos estas cuatro enfermedades:

- El **síndrome del QT largo** se da cuando no funcionan bien los canales de potasio. Van más lentos de lo que deberían.
- El **síndrome del QT corto** sobreviene cuando los canales de potasio van más rápido de lo que deberían.
- El **síndrome de Brugada** aparece cuando el canal de sodio funciona menos de lo que debería.

- La **taquicardia catecolaminérgica** se produce cuando el canal que regula el flujo del calcio funciona mal.

Las características de cada una son distintas. Todo lo que afecta al canal de potasio hace que el riesgo de muerte se produzca durante el día, mientras estás haciendo ejercicio físico, o por las emociones. Todo lo que depende del canal de sodio tiene más riesgo durante el reposo, mientras duermes.

La taquicardia catecolaminérgica es un caso específico que tiene que ver con las emociones. Es la llamada enfermedad del corazón roto. Por causa de una gran emoción, la persona se muere, porque tiene una mutación en unos canales, llamado rianodina. Por causa de esa mutación, en ese momento de altísima emoción, se acumule el calcio en las células y no somos capaces de eliminarlo. Eso intoxica las células eléctricamente y provoca una muerte súbita. El ejemplo clásico es el fallecimiento de gente relativamente joven, de menos de veinte o veinticinco años, que en un momento de emoción muere sin causa aparente. Aunque no siempre es tan trágico. Hay veces en las que sufres este síndrome y te desmayas, pero te recuperas. Esto quiere decir que has tenido una arritmia que afortunadamente ha cesado. Es un aviso muy potente. Si te pasa en un momento tenso, hay que analizar que no sea por una taquicardia catecolaminérgica. Una situación habitual en la que puede aparecer este síndrome se produce cuando un niño tiene que hacer una representación de teatro en el colegio, delante de padres y abuelos. Está muy emocionado y, en el momento de salir, se desmaya. No debemos dejar de prestar atención a ese desmayo. Por supuesto, puede ser una pérdida de conocimiento banal, por la tensión, por una bajada de azúcar u otro problema menor, pero hay que estudiarlo porque no sabemos si podría deberse al síndrome del corazón roto. El electrocardiograma nos sacará de dudas.

¿CÓMO SE TRATAN ESTOS PROBLEMAS?

Estas enfermedades tienen la ventaja de que dejan unos marcadores en el electrocardiograma. Al revisarlo, podemos diagnosticar un QT largo, un QT corto o un Brugada. Por eso los cardiólogos afirmamos que toda la población tendría que hacerse, al menos, un electrocardiograma rutinario para descartar o detectar estos problemas genéticos, que quizás aún no han dado síntomas evidentes, y adelantarnos a que puedan ocurrir.

En el caso del corazón roto, el electrocardiograma es normal. Si no te has desmayado, no podemos sospechar que padeces la enfermedad. No se puede detectar a no ser que te hagamos una prueba de esfuerzo o te sometemos a una situación de estrés mental. Entonces, sí aparecen arritmias que nos dan la pista de que puedes sufrir una taquicardia catecolaminérgica.

Una de las historias más importantes de mi carrera profesional la viví en un municipio de Las Palmas, San Bartolomé de Tirajana, conocido sobre todo porque allí está la urbanización turística Maspalomas. En esa zona había una incidencia de muerte súbita muy alta. Fallecían cada año uno o dos jóvenes, siempre durante un momento de estrés físico o mental: un chico que salía a tocar la guitarra en un concierto, otro que jugaba en el patio... Con ayuda de la gente del lugar, hicimos un análisis de la población y descubrimos que había un grupo que provenía de una misma familia de pobladores, que llegaron allí durante el siglo XVI. Un miembro de esa familia tenía una mutación que se fue transmitiendo a lo largo de los siglos; y ahora tiene unos dos mil descendientes. De esos, gracias a los estudios genéticos realizados por mi hermano Ramon, identificamos 219 que habían heredado la mutación. Los pudimos tratar a todos, porque el tratamiento es relativamente simple: un fármaco específico, los beta bloqueadores. Y, desde hace cinco años, ya no se ha vuelto a producir ningún fallecimiento por este motivo.

Ya que estoy explicando experiencias profesionales, te voy a aclarar un aspecto que seguramente te habrá extrañado: que este autor tenga el mismo nombre que uno de los síndromes. No quiero pecar de inmodestia, así que me limitaré a señalar que, efectivamente, fuimos mi hermano Pedro y yo los primeros que lo describimos. Mi hermano atendió a un niño de dos años que estuvo a punto de fallecer por muerte súbita, y que pudieron recuperarlo. Después se enteró de que una hermana del niño había fallecido en parecidas circunstancias. Vimos que los dos tenían un electrocardiograma muy peculiar. Así que empezamos a investigar y descubrimos la relación con el canal de sodio que antes he mencionado. En 1992 publicamos el artículo donde exponíamos lo que luego otros médicos bautizaron como el síndrome de Brugada. Por fortuna, no todos los pacientes a los que se les detecta sufrirán una muerte súbita, pero se les ha de tener controlados y protegidos. En estos casi treinta años que han pasado desde que identificamos el síndrome, hemos aprendido muchas cosas. Sabemos que no son los niños los más afectados, pese a que nuestra primera pista la encontramos en un caso infantil, sino los adultos a partir de los 35 años. Y lo más importante es que fue la puerta a una forma distinta de entender las arritmias cardíacas con predisposición genética. Hoy hay muchos especialistas investigando sobre el tema.

En todas las enfermedades del sistema eléctrico, cuando vemos un riesgo serio de arritmia ventricular, la solución es colocar un desfibrilador para que proteja al paciente si se produce la muerte súbita.

¿SABES UTILIZAR UN DESFIBRILADOR?

Aunque lo hemos mencionado a lo largo de todo el libro, no está de más dedicar un apartado específico a hablar de la muerte súbita. Esta es la manifestación extrema de cualquier enfermedad cardiovascular. Tenemos una arritmia, esa arritmia provoca que el corazón deje de funcionar; a los siete u ocho segundos perdemos el conocimiento, porque las neuronas, las células del cerebro, son muy sensibles a la falta de oxígeno. Si nadie lo remedia, en los próximos diez minutos mis neuronas van a empezar a morir y en los tres o cuatro minutos siguientes la situación es irreversible. Por tanto, desde que se produce la arritmia ventricular la gente que se encuentre a mi alrededor tiene diez minutos para hacer que vuelva a recuperar la circulación sanguínea, que llegue sangre al cerebro y que las células vuelvan a recuperar su función. Es una situación de extrema urgencia. La urgencia más grande que existe hoy en día en medicina.

La causa de muerte súbita es la fibrilación ventricular y esta, a su vez, es la consecuencia última de muchas de las enfermedades que hemos ido viendo: los trastornos sistema eléctrico, la cardiopatía hipertrófica, la displasia... y, sobre todo, el infarto de miocardio. Lo he mencionado muchas veces: la causa número uno de muerte súbita es el infarto de miocardio. En los primeros minutos del infarto no hay oxígeno en el músculo del corazón, las células del miocardio se quejan y provocan una fibrilación ventricular. El ritmo cardíaco se vuelve demasiado rápido y caótico para empujar la sangre.

¿Cómo podemos cortar la fibrilación ventricular? Desfibrilando. Si la electricidad en mi ventrículo es caótica y yo le doy un potente choque eléctrico, la elimino, y el corazón, como tiene la capacidad de automatismo, empieza de nuevo a bombear a ritmo normal. Recuerda que hemos tratado la desfibrilación para recuperar el ritmo normal en la fibrilación au-

ʾricular, aunque en ese caso no era por peligro de muerte, sino solo para tener otra vez el ritmo normal. La del ventrículo sí que puede ser de vida o muerte.

Para garantizar la desfibrilación tenemos dos métodos. En aquellos pacientes en los que ya hemos detectado un gran riesgo de sufrir una desfibrilación ventricular, implantándoles un desfibrilador bajo la piel. Es un marcapasos que detecta si hay fibrilación y envía un choque eléctrico. Sin embargo, la mayoría de la población con riesgo no está identificada. Tras el primer síntoma, ya es demasiado tarde porque sufren la muerte súbita. La única forma de que podamos desfibrilarlos en esos diez minutos es a través de la desfibrilación pública. Por eso llevamos años concienciando a las administraciones y a los particulares para que instalen desfibriladores en los lugares de paso, igual que se han instalado extintores.

Hay que conseguir que todos entendamos que un desfibrilador a mano puede salvar vidas y que, ante un caso de desmayo por fibrilación ventricular, es la única herramienta que nos va a permitir salvar la vida del afectado. No podemos tener un sistema sanitario capaz de llegar a un sitio en diez minutos para hacer frente a cualquier emergencia. Pero sí podemos tener una población concienciada y preparada para usar un desfibrilador. Porque no hay que hacer absolutamente nada especial. El desfibrilador está programado y es el que decide todo. El aparato nos habla, nos explica lo que hay que hacer. No has de tener miedo de hacer algo inadecuado, porque no vas a poder. Es el desfibrilador el que toma las decisiones. Ausculta a la persona, determina si está en fibrilación y se carga para desfibrilar. Tú solo has de obedecer a lo que dice. Y no tengas miedo; ni harás daño a la persona ni tampoco te vas a electrocutar. Solo has de colocar las palas. Como mucho, si estuvieras tocando a la persona cuando se produce la descarga, notarías un calambrazo. Nada más.

Estamos intentando que haya desfibriladores en los lugares de mayor tránsito: estadios, metros, estaciones de trenes, etc. La provincia de Girona es un ejemplo. Es el territorio cardioprotegido más grande de Europa. Todos los pueblos, hasta los más pequeños, tienen, al menos, un desfibrilador en la plaza central. En las localidades más grandes, lógicamente, hay más, colocados estratégicamente en zonas de paso. La gente está formada y se empieza a formar a los niños en las escuelas. Todo el mundo sabe qué es un desfibrilador y para qué sirve.

Aún estamos lejos de conseguir lo mismo a nivel nacional. En caso de que no dispongas de un desfibrilador, y mientras esperas la llegada del equipo de emergencia, sí puedes hacer algo: un masaje cardíaco. Debes hacer compresiones torácicas fuertes: unas cien por minuto —mentalmente sería al ritmo de las canciones *Stayin' Alive*, de los Bee Gees, o *Macarena*, de los Del Río—. Poco a poco, por suerte, va asimilándose en la conciencia colectiva la necesidad de implantar más desfibriladores, con los que puedes salvar vidas y que pueden salvarte la tuya.

19

¿HACIA DÓNDE VAMOS?

A lo largo de todo el libro hemos visto la gran cantidad de novedades técnicas y tecnológicas, así como los descubrimientos que se han producido en cardiología en estos últimos años. Los que nos dedicamos a esta especialidad hemos tenido la suerte de trabajar en un ámbito en el que la investigación ha sido muy prolífica. También se han destinado muchos esfuerzos a mejorar los tratamientos en el cuidado y la recuperación de nuestro corazón. Hay que puntualizar que todas las técnicas que hemos explicado ya se han consolidado en los procedimientos diarios en cardiología. Son muchas, y muy efectivas, y han ayudado a salvar muchas vidas: la ablación, los catéteres, los marcapasos, los desfibriladores, los *stents*, las válvulas percutáneas, etc. Hemos hablado de muchas técnicas, que no dejan de ser una pequeña parte de las que se han probado. Para llegar a cada uno de estos avances, ha habido muchos otros que no han podido desarrollarse.

La cardiología es un campo en continua investigación en el que, con cierta frecuencia, aparecen diferentes propuestas. Los medios de comunicación se encargan de divulgarlas con criterios que, a veces, tienen que ver más con el espectáculo que con el rigor científico. Desgraciadamente, estos avances no siempre se consolidan. Cuando un determinado descubrimiento llega a la fase de ensayo clínico, se evalúa si realmente supone un aumento significativo en la supervivencia o en el bienestar de los pacientes y, en ocasiones, los datos no son satisfactorios. Por esta razón, muchas de estas grandes novedades quedan en el olvido. En este sentido, también hemos hablado en un capítulo de la esperanza que se puso en la investigación de las células madre hace veinte años y que, de momento, no se ha consolidado. Se sigue investigando mucho y quizás algún día se consigan avances, pero probablemente hubo un exceso de optimismo en su momento, como lo hay en otro tipo de técnicas y aparatos que cada año aparecen y que, finalmente, no ofrecen los resultados prometidos.

Es lo normal en todo proceso de investigación. De cualquier forma, no hay que desanimarse ni dejarse llevar por los grandes titulares. Lo significativo es que el cardiovascular es un campo de la medicina en un progreso constante. Los cardiólogos hemos vivido una edad de oro en los últimos treinta o cuarenta años, y el impulso y la inversión de las administraciones y las empresas, junto con el esfuerzo ininterrumpido de los investigadores, nos han permitido tratar a nuestros pacientes con gran rigor científico. De igual manera, somos un ejemplo para otras especialidades médicas, que ven en la cardiología un modelo de innovación continua. Así que podemos estar muy orgullosos.

TRES ÚLTIMOS CONSEJOS

He intentado explicar de una manera sencilla cómo es el corazón, qué partes lo forman y cómo estas partes pueden enfermar a lo largo de la vida, cómo puedes percibir estas patologías, cómo las diagnostica el médico y cómo podemos actuar para ponerles remedio. La idea con la que más me gustaría que te quedaras de todo esto es un concepto fundamental. Hace unos años teníamos una medicina bastante paternalista. Ibas al médico con un problema y esperabas a que te lo solucionara. Hoy sabemos que en cardiología (y en algunos otros ámbitos, como la oncología) la medicina debe ser participativa, lo que significa que la parte relativa al paciente para cuidar de su salud probablemente sea más importante que la que le corresponde al médico.

La mayoría de los factores que provocan enfermedades cardiovasculares dependen de los hábitos: nuestro comportamiento tendrá mucho peso en las posibilidades de que nuestro corazón enferme. No me cansaré de insistirte en que el tabaco es un factor tóxico y de riesgo, igual que el consumo de alcohol en exceso y el sobrepeso. Como lo son, en sentido contrario, tener una vida sana, intentar ser feliz y rebajar un poco el estrés diario.

DEDICA UNA HORA A TU CORAZÓN

Busca tiempo para ti. Todos deberíamos encontrar una hora al día para nosotros y dedicarla a hacer ejercicio físico, pasear, hacer yoga o a sentarnos y permanecer relajados. Se trata de destinar ese tiempo a pensar en nosotros mismos y en cuidarnos mental y físicamente. Esa hora nos ayudará a comprender la importancia de estar bien, de estar alegre. La felicidad, en definitiva, probablemente es la base sobre la que se asienta tu salud cardiovascular. Una persona estresada, fumadora, con sobrepeso y con hipertensión es probable que no sea feliz y que esté condicionando negativamente su salud.

NO DEJES QUE TU FAMILIA ENGORDE

El gran reto que se presenta en los próximos años es saber gestionar la sociedad de la abundancia. El número de obesos y de personas con sobrepeso sigue creciendo y, lo que es peor, las nuevas generaciones no comen mejor, sino al contrario. Por tanto, debemos parar la dinámica negativa en la que nos hemos metido. Vivimos más años gracias a los avances médicos; sin embargo, la obesidad supone nuevos problemas que afectan de forma negativa a la esperanza de vida. Es importante que seas consciente de que tener sobrepeso depende de ti. No busques excusas fuera. No haces el ejercicio que debes y no comes de forma adecuada. Los padres debemos ser conscientes de que nuestros hijos comen ahora peor que hace unos años: les damos demasiada comida rápida, con un alto aporte de hidratos de carbono, con lo que se sienten saciados muy fácilmente pero no están bien alimentados. Educar a niños y niñas para que conozcan en qué consiste una nutrición saludable es tarea de todos.

CONFÍA, PORQUE ESTÁS EN BUENAS MANOS

Tranquilízate. No te preocupes en exceso cuando tengas una enfermedad cardiovascular. Como he explicado a lo largo del libro, tenemos métodos de diagnóstico y de tratamiento para prácticamente todas las patologías cardiovasculares. Pueden ser más o menos graves, más o menos importantes, pero tenemos a nuestro alcance una gran cantidad de recursos humanos, terapéuticos e instrumentales para resolver buena parte de las afectaciones que aparecen. Los avances en investigación en este campo han sido espectaculares. Podemos dar respuesta a casi todo —decir que podemos dar respuesta a todo sería mentira—. Como sabes, existe la muerte súbita y otras patologías muy complejas, pero, en general, casi todo tiene solución.

Creo que la combinación entre cuidarse (ser protagonista de tu salud para evitar la enfermedad) y confiar en los cardiólogos, en el sistema sanitario y en los conocimientos que los médicos tienen a su alcance para solucionar los trastornos cardíacos nos abre un futuro lleno de optimismo en el área de las enfermedades cardiovasculares. Espero habértelo sabido transmitir.